犀照·意解心开

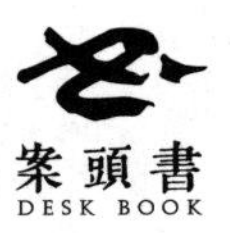

案頭書
DESK BOOK

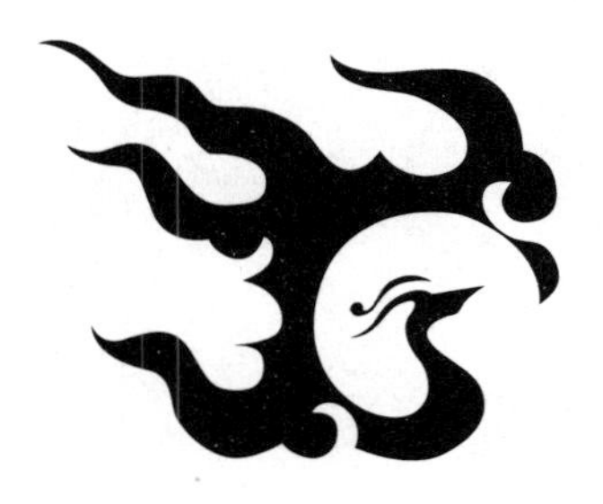

让生命重活一次

诺贝尔生理学或医学奖与人类文化

（第二辑）

宋立新　张田勘　著

中国科学技术出版社
·北　京·

诱导多能干细胞

为人类生命现象提供了极富想象力的憧憬

不仅可以用来治疗疾病

还可让穿越在生命中体现

生命，可以在一定程度上逆转

甚至让动物或者人重活一次

那时，对来生的期许就可能成为一种信念

深入到你我的日常生活中

目录

第十一章

寻找艾滋病和宫颈癌的元凶

艾滋病在今天已经是一种新的流行病。

如果不是医学科学的迅速发现，

是不可能识别HIV并对患者提供有效治疗的。

2008年10月6日瑞典卡罗琳医学院诺贝尔奖委员会宣布将2008年度诺贝尔生理学或医学奖授予德国科学家哈拉尔德·楚尔·豪森（Harald zur Hausen）和两位法国科学家弗朗索瓦丝·巴尔·西诺西（Franéoise Barré-Sinoussi）和吕克·蒙塔尼（Luc Montagnier）。三人分享1000万瑞士克朗（约140万美元），其中，豪森获得一半奖金，巴尔·西诺西与蒙塔尼分享另一半奖金。

哈拉尔德·楚尔·豪森1936年出生于德国，德国公民，德国杜塞尔多夫大学博士，荣誉退职教授，海德伯格德国癌症研究中心前主任和科学主管。

弗朗索瓦丝·巴尔·西诺西1947年出生于法国，法国公民，法国巴斯德研究所病毒学博士，巴斯德研究所病毒学部逆转录病毒感染控制室教授和主任。

吕克·蒙塔尼1932年生于法国，法国公民，法国巴黎大学病毒学博士，荣誉退职教授，法国巴黎世界艾滋病研究和预防基金会主任。

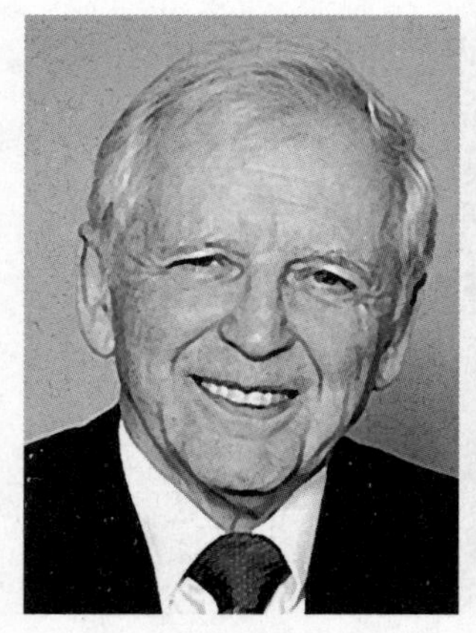

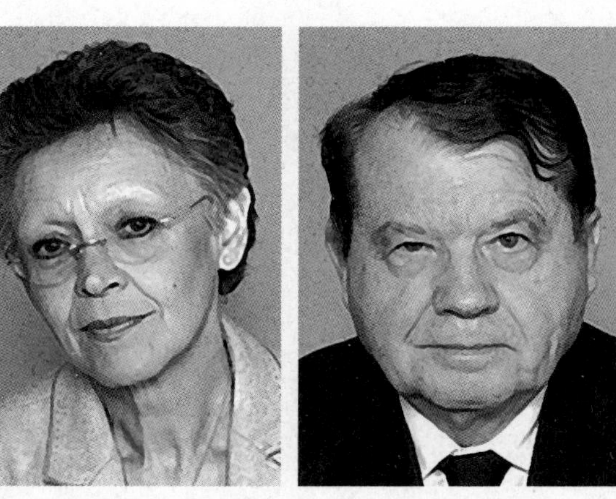

哈拉尔德·楚尔·豪森　弗朗索瓦丝·巴尔·西诺西　吕克·蒙塔尼

图片摄影均为蒙坦（U. Montan）

两种致病病毒的发现

德国和法国的科学家获得2008年的诺贝尔生理学或医学奖是由于他们分别发现了两种导致人类严重疾病的病毒。德国豪森的贡献在于发现了引发人类子宫颈癌的乳头瘤病毒(HPV)，而法国的巴尔·西诺西和蒙塔尼的贡献在于发现了导致艾滋病（获得性免疫缺陷综合征，AIDS）的人类免疫缺陷病毒(HIV)。

豪森在自己的研究工作中并不恪守已有的教条，而认为乳头瘤病毒才是导致宫颈癌的元凶。这种癌症是女性中第二常见癌症。豪森认识到乳头瘤病毒的DNA可能存在于肿瘤的非增殖期，用特殊的方法可能探测到这种病毒的DNA。后来豪森发现，HPV是一种异种的病毒家族。只有某些类型的HPV才引发癌症。豪森的发现使得人们对HPV自然感染史的特性有了更多了解，能够理解HPV诱发癌症的机制以及研发抗御HPV的预防疫苗。

巴尔·西诺西和蒙塔尼发现引发人类艾滋病的HIV更是众所周知了。他们对来自早期获得性免疫缺陷综合征患者肿大的淋巴结中的淋巴细胞内鉴定出了HIV，同时也从晚期患者的血液中检测出了HIV。同时，他们根据HIV的形态学、生物化学和免疫学的特点，把HIV这种逆转录病毒描述为首个已知的慢病毒。他们发现，HIV通过自身的大量复制和对人淋巴细胞的破坏造成对人免疫系统的损害。这一发现对目前理解艾滋病的生物学特点和对其抗逆转录治疗是不可或缺的。

防治宫颈癌

在20世纪70年代，医学界并不认为HPV是引发宫颈癌的元凶。但是，豪森不顾当时的流行观点，提出HPV在宫颈癌的发病中扮有重要角色。他提出一个假说，如果肿瘤细胞包含有致癌病毒，就会藏匿有整合到细胞基因组中的病毒DNA，即HPV的基因。而HPV的基因会促进细胞增生，因此，可以通过特别的肿瘤细胞的研究检测出HPV的DNA。

为了验证他的假说，豪森矢志不移地坚持研究10多年，以寻找不同类型的HPV。而这一研究注定非常困难，因为只有病毒DNA的一部分才会整合到宿主的基因组中。工夫不负有心人，豪森在对宫颈癌做生物活检时发现了新的乳头瘤病毒的DNA。1983年，豪森发现了新的HPV16型病毒可致癌。翌年，豪森从宫颈癌患者身上克隆了HPV16型和HPV18型病毒。后来，对全世界宫颈癌患者做生物活检，其中70%的人都可查到HPV16型和HPV18型病毒。由此，乳头瘤病毒导致宫颈癌的假说基本得到验证。

乳头瘤病毒导致宫颈癌的发现对人类肿瘤的防治至为关键。每年，全球由于乳头瘤病毒导致的公共卫生负担极其沉重。在全球的癌症中，有5%以上是由乳头瘤病毒持续的感染所引发的。而且，乳头瘤病毒导致的感染是最普通的性传播疾病，折磨着50%~80%的人口。在已知的100多种HPV中，约有40种HPV感染生殖道，而15%的生殖道感染则把女性推向宫颈癌的高度危险之中。

此外，在一些外阴癌、阴茎癌、口腔癌和其他癌症中也发现了HPV。今天，随着检查技术的发展，在全球患宫颈癌的女性中99.7%的人可以从组织学中证实HPV的存在，每年导致50万女性发病。

豪森对新型HPV的发现使得人们能理解HPV的致癌机制，以及病毒的持续存在和细胞转移的患病趋向因素。豪森的发现同时能让科学界获得HPV16型和HPV18型病毒，并最终研发出疫苗，为95%的人提供保护，免除高度危险的HPV16型和HPV18型病毒的感染。而且，疫苗也减少了宫颈癌手术和全球的卫生支出负担。

因此，豪森的发现不仅意义重大，而且贡献卓著。

抗御艾滋病

在1981年医学界报道发现了一种新的免疫缺陷综合征之后，寻找这种致病原的工作就在全球持续地进行着。而巴尔·西诺西与蒙塔尼分离和培养了来自有肿胀淋巴结特征的早期获得性免疫缺陷综合征患者的淋巴结细胞。

随后，他们探测到HIV这种逆转录病毒反向转录酶的活性，而这是逆转录病毒复制的直接指征。他们也发现了受感染细胞的逆转录病毒的颗粒萌芽。接着，他们从患病者和表面健康者身上都分离出了感染和杀死淋巴细胞的HIV，再用取自感染患者的抗体来对付这些病毒。

把HIV与以前人类有特点的致癌性逆转录病毒相比较后，巴尔·西诺西与蒙塔尼发现这种新的逆转录病毒，即现在众所周知的人免疫缺陷病毒（HIV），并没有诱发对照组细胞的生长。相反，这些病毒需要细胞的活动来复制，而且调解T淋巴细胞的细胞融合。这就部分地解释了HIV是如何损害免疫系统的，因为T细胞在人体免疫防御中至关重要。

1984年，巴尔·西诺西与蒙塔尼从性传播疾病感染者、血友病患者、母婴传播者和其他感染患者那里获得了几株新的人逆转录病毒，并将这类病毒命名为慢病毒。今天，艾滋病在全球流行并影响到全世界近1%的人口，他们发现这一病毒的意义是有目共睹的。

在巴尔·西诺西与蒙塔尼发现HIV后不久，几个研究小组也对证实HIV引发获得性免疫缺陷综合征做出了贡献。而巴尔·西诺西与蒙塔尼的发现使得迅速克隆HIV-1的基因组成为可能。这也让人们能理解HIV复制周期的重要细节以及该病毒是如何与其宿主互动的。而且，发现HIV也促进了研发诊断感染者的技术，并且检测血液制品是否含HIV，因而能有效控制HIV的传播。

而且，现在几种史无前例的新的抗HIV药物的研发也要得力于对该病毒复制周期细节的了解。而预防和治疗的结合已经有效地降低了艾滋病的传播并且显著地增加了接受治疗的患者的预期寿命。而对HIV的克隆也有助于对该病毒起源和进化的研究。现在，可以初步推定，HIV是在20世纪初由西非的黑猩猩传播到人的，但是，现在还不清楚为何是在20世纪70年代大规模流行并且继续蔓延的。

明确了HIV与宿主的相互反应也为人们提供了病毒是如何侵犯宿主免疫系统的信息，如通过损害淋巴细胞的功能、病毒经常改变和病毒藏在宿主淋巴细胞DNA的基因组内。即使是经过长期的抗病毒治疗，HIV的这些特点也使得要根除感染者体内的病毒非常困难。不过，进一步研究HIV与宿主是如何互动的也有可能为将来的疫苗研究以及瞄准潜伏病毒的治疗提供思路。

艾滋病在今天已经是一种新的流行病。如果不是医学科学的迅速发现，是不可能识别HIV并对患者提供有效治疗的。现在，成功的抗逆转录病毒治疗已经让HIV感染者的生存期达到了与未感染者相似的水平。这是一种了不起的成就。

拥抱多项奖励的诺贝尔生理学或医学奖

2008年的诺贝尔生理学或医学奖授予了德国科学家哈拉尔德·楚尔·豪森和两位法国科学家弗朗索瓦丝·巴尔·西诺西和吕克·蒙塔尼。前者发现了导致宫颈癌的乳头瘤病毒（HPV），后两者则发现了引发艾滋病的人免疫缺陷病毒（HIV）。

2008年的诺贝尔生理学或医学奖给予我们许多可以解读的但又是前所未有含义，同时也能为深切渴望获得诺贝尔奖的中国研究人员一些提示和帮助。

它的一个重要指征是，只要有扎实的成果，未来的获奖之路宽广了一些，获奖的可能性也增大了一些。过去的诺贝尔生理学或医学奖大多关注于一项发现，甚至是奖给一个人。例如，1997年的诺贝尔生理学或医学奖授予了美国生物化学家斯坦利·普鲁辛纳，因为他发现了一种新型的病毒——朊病毒（Piron，又称普里昂）。这种病毒被证明是导致羊搔痒症、疯牛病、马鹿和鹿的慢性消瘦病（萎缩病）以及猫的海绵状脑病的元凶。同时，朊病毒也是引发人患库鲁病、克–雅氏综合征、格斯特曼综合征和致死性家族性失眠症的病因。

朊病毒发现的获奖是典型的一种发现一个人获奖。但是，2008年的诺贝尔生理学或医学奖则是两种发现和三位科学家获奖。尽管此前的一些奖项也是三名科学家获奖，如2007年的诺贝尔生理学或医学奖授予美国的卡佩奇、英国的伊万斯和美国的史密斯三位科学家，但主题却是一个：基因打靶，即利用胚胎干细胞对小鼠引进特异性基因进行修饰。

这就意味着未来的多项研究和发现可以获得同一年度的诺贝尔生理学或

医学奖。无疑，这为更多的研究成果敞开了大门，也意味着诺贝尔奖可以更多地拥抱多种研究成果。这不仅对中国科学家是一种机会，对其他国家的科学家也是一种机会，对所有人都是平等的。

但是，在平等的基础上，诺贝尔奖也奉行一种赢者通吃或世界只承认第一名的原则。2008年的诺贝尔生理学或医学奖就是如此。人免疫缺陷病毒（HIV）的发现曾掀起惊天波澜，因为首先发现HIV的蒙塔尼指控美国国立卫生研究院的罗伯特·盖洛剽窃他的研究成果。当时，蒙塔尼把其发现的病毒称为淋巴腺病相关病毒(LAV，又称慢病毒)，而盖洛却声称他独立地发现了另一种病毒，称为人T淋巴细胞Ⅲ型病毒（HTLV－Ⅲ)。

后来，官司惊动两国领导人，时任美国总统的里根和法国总理希拉克出面调停，才以双方平分艾滋病血液检测专利使用费告终，但也还是辨不出谁是谁非。而国际病毒分类委员为避免卷入争论，既放弃了蒙塔尼的LAV名称，也不采用盖洛的HTLV－Ⅲ的名称，而是把这种新病毒命名为人免疫缺陷病毒（HIV）。1991年，事实真相大白于天下。原来，蒙塔尼在把其病毒样本送给盖洛鉴定时，污染了盖洛的病毒样本，才使得双方发现的病毒如出一辙。实际上，二人是分别发现了同一种病毒。

事实真相清楚后，无论是专业界还是一般公众都预测或盼望，蒙塔尼和盖洛等人会同时获得诺贝尔生理学或医学奖，因为这是一项涉及人类健康和生命的重大发现。可是，2008年的颁奖既在情理之中，又在意料之外。诺贝尔生理学或医学奖果然颁发给了对HIV的发现，但独立发现HIV的盖洛却没有获奖。如何解释这一现象呢?

美国的盖洛被排除在HIV获奖者之外并不是说当年的所谓剽窃风波对其

产生了影响，而是发现HIV有一个谁是第一，谁是第二的顺序。蒙塔尼的发现发表于1983年5月20日的美国《科学》杂志，而盖洛的发现发表在1984年5月4日的美国《科学》杂志。在时间的先后上当然要认定蒙塔尼最先发现了HIV。

还有一个细节也奠定了蒙塔尼的最先发明权。1983年，蒙塔尼与盖洛互通信息时，盖洛也向蒙塔尼通报了他分离到一种HTLV的变异体，并建议二人同时投到美国《科学》杂志上发表。于是1983年5月的《科学》杂志上同时发表了盖洛和蒙塔尼的文章，但由于盖洛没有明确他所发现的HTLV变异体是新病毒，而只是一种HTLV的变异体，但蒙塔尼说明了他们发现的是一种新病毒，于是艾滋病病毒的发明权就自然被视为属于法国人。

这种情况在中国已经有先例和教训了。2003年“非典”流行，中国军事医学科学院的研究人员首先发现了导致“非典”的冠状病毒，但由于国内某权威在此前认为是衣原体引起“非典”，为了避免戴上“大不敬”的帽子，发现冠状病毒的研究人员保持了沉默，既没有向世界卫生组织通报，也没有与媒体沟通，也没有向学术刊物投稿。于是，发现冠状病毒的发现权旁落其他国家。

坚持真理、独立自由和不迷信权威，以及公平的学术环境是中国研究人员获得第一发现权的基础，而第一发现权则有可能让科研成果获得诺贝尔奖并得到世界认可。这正是HIV发现获得今年的诺贝尔生理学或医学奖及冠状病毒发现权旁落他人的启示。

艾滋病病毒发现权之争

法国的吕克·蒙塔尼是2008年度诺贝尔生理学或医学奖得主之一，原因是他和另一位获奖者法国的弗朗索瓦丝·巴尔·西诺西发现了导致艾滋病（获得性免疫缺陷综合征，AIDS）的人免疫缺陷病毒(HIV)。但是，还有一位当年发现了HIV的美国科学家罗伯特·盖洛却榜上无名。而当年蒙塔尼曾指控盖洛剽窃他的研究成果。盖洛的落榜是与多年前的官司有关吗?

事情的起源

人免疫缺陷病毒（HIV）的发现曾掀起惊天波澜。1983年蒙塔尼、巴尔·西诺西和罗森巴姆的三人研究小组首先发现了HIV。1984年蒙塔尼向法国的法庭指控当时在美国国立卫生研究院任职的罗伯特·盖洛(Robert C. Gallo)剽窃他的研究成果。

无论在当时还是在现在，对蒙塔尼与盖洛发现艾滋病病毒之争的另一个说法是，盖洛自始至终都坚持自己的研究小组独立地发现了HIV。事情要追溯到20世纪80年代初。1983年5月蒙塔尼等人在美国《科学》杂志上发表论文，声称他们从艾滋病前期患者的淋巴腺中分离出导致淋巴腺病和艾滋病的病毒，并称这种病毒为淋巴腺病相关病毒(LAV，也称为BRU，因为是从代号为BRU的患者标本中发现的)。为了获得世界病毒学界权威的认可，蒙塔尼把病毒样本送与美国国立卫生研究所的盖洛，请他帮助鉴定和审阅。

不过后来不仅让专业人员也让公众感到奇怪的事发生了。过了一年，1984年5月，盖洛也在《科学》杂志上发表文章，宣布从艾滋患者外周血淋巴细胞中培养并鉴定出了一种病毒，称为人逆转录病毒III型(又称嗜T淋巴细胞病毒III型，HTLV–III)。盖洛发表研究论文称独立发现一种引起艾滋病的病毒自然也吸引了蒙塔尼的关注。然而，经过对比之后，蒙塔尼不禁怒火中烧，他发现，盖洛所谓的独立发现只不过是他送给盖洛鉴定的LAV，这意味着盖洛明目张胆地剽窃他的研究成果，而且事情发生在国际病毒学界的权威身上，令人不可思议。

蒙塔尼先去信要求盖洛解释。盖洛的回答不卑不亢，明确无误地坚持HTLV–III是自己的研究小组独立发现的。这一回复激怒了蒙塔尼，后者愤然向本国的法庭起诉盖洛剽窃自己的研究成果，把LAV改成HTLV–III作为自己的成果发表。然而，坚信自己清白而且没有做出任何错事的盖洛也被惹怒了，也在自己本国的法庭上状告蒙塔尼诬陷自己。

激烈的官司

两名科学家的诉讼大战立即吸引了全世界的眼球，新闻媒体也闻风跟进，推波助澜。案件的进程划为三条线索。法庭的调查和审理，美国国立卫生研究院（NIH）的调查、新闻媒体的调查和报道。

在法庭方面，由于蒙塔尼和盖洛都是在本国法庭起诉对方，而且各自提出的证据也比较充分，使得法庭难以做出判决。而法庭的审理和媒体的调查又惊动了两国的最高领导。也许是一种默契，也许是为了息事宁人，还因为难以认定证据，1987年4月当时的美国总统里根和法国总理希拉克亲自出面调解，达成了协议，由法美两国科学家共同享有艾滋病病毒的发明权。法院也落得顺水推舟认可了这个调解结果。

官方和法律的层面了断后，美国NIH的学术成果和科学家道德伦理调查结果也相应公布。NIH于1990年得出调查结论说，盖洛有大量的研究数据，还有简单可行的检测HTLV-III的方法。盖洛实验室保存的所有证据，包括样本、实验记录证明，他们确实拥有自己发现的艾滋病病毒株，即HTLV-III和其他一系列病毒株，因而不存在剽窃行为。但NIH将继续调查盖洛以前的科研和论文有无做假行为。可以看出，NIH对于盖洛的调查是非常严格的。

然而，树欲静而风不止，官方和学术调查的结论并没有平息蒙塔尼与盖洛之间的恩怨，媒体的调查又把两人的争执推向更汹涌的浪尖。

山重水复

1989年11月19日，美国《芝加哥论坛报》记者约翰·克纽德森在该报发表调查文章，指出盖洛及其研究组同事米克拉斯·波波比奇1984年在《科学》杂志上报告的HTLV-III病毒实质上就是由法国蒙塔尼所提供的LAV。而《科学》杂志提供的线索更是对盖洛不利，该杂志认为盖洛于1984年发表论文所用的HTLV-III照片实际上就是蒙塔尼所提供的LAV的图片。

克纽德森的文章还指出，电子显微镜摄像师的观点是，关于HIV的图片只能证实是蒙塔尼提供的样品。法国方面也像美国方面一样进行独立的学术调查。到了1991年，法国几个研究所组成的调查组公布了他们关于HIV发现权的真相，盖洛的病毒样本与蒙塔尼在此前送给盖洛请求检验的两个样本中的一个一模一样。

正是这两个一模一样的病毒株让盖洛百口难辩，这不仅仅是瓜田李下的嫌疑，简直就是剽窃的证据。即使盖洛明白自己决没有剽窃蒙塔尼的成果，他也难以说服世人，同时也说服不了自己，为什么他送去发表的病毒株会与蒙塔尼的病毒株一模一样呢？这个结果好像有些屈打成招，盖洛不得不在小范围承认自己的病毒株来自法国巴斯德研究所的蒙塔尼，于是剽窃的罪名便牢牢地戴在了盖洛的头上。

然而，国际学术界似乎更有眼光，仍然保持了中立的态度。为了避免卷入蒙塔尼和盖洛的争论中和有利于今后对艾滋病病毒的研究，国际病毒分类委员会建议，对于艾滋病病毒，既不用蒙塔尼的LAV名称，也不用盖洛的HTLV–Ⅲ名称，而是改用一个通用的名称，叫作“人体免疫缺陷病毒（HIV–1）”，这就是今天所广泛使用的名称。而这个名称至少意味着国际病毒分类委员会并没有简单地认为盖洛有剽窃行为，因为一种病毒的发现和确认存在非常复杂的现象。而且蒙塔尼和盖洛的争论还有很多细节和事实难以确认。

峰回路转

盖洛深陷丑闻并蒙上了耻辱，不过他深信总有一天真相会大白于天下。果然事情不久就峰回路转。盖洛从蒙塔尼送给他的病毒样本发现了问题。

1991年，盖洛在英国《自然》杂志上发表一篇文章说，1983年蒙塔尼送给他们的五个LAV病毒标本中，有三个病毒的基因序列与蒙塔尼以前发表的LAV的序列不同，这三个病毒(原始的BRU)基因组中缺乏蒙塔尼的LAV病毒和盖洛的HTLV–III的一个特征性基因序列。此外，原始的BRU病毒株与LAV和HTLV–III不同，不能在体外培养的T细胞中生长。而过去的研究早就证明，蒙塔尼的LAV和盖洛的HTLV–III都可以在体外培养的T细胞中生长。

如果说当初的官司是盖洛有口难辩、羞辱难堪和浑身冒冷汗的话，这次该轮到蒙塔尼非常难堪和浑身冒冷汗了。

盖洛指出的事实提示，1983年蒙塔尼送给盖洛及其他实验室的LAV与现在的HTLV–III和LAV不是一回事。很有可能蒙塔尼现在的LAV是1984年盖洛送给蒙塔尼的HTLV–III，这意味着HTLV–III可能污染了法国实验室中的BRU，因为当盖洛的研究小组单独发现了HTLV–III后也送给蒙塔尼进行检测和认定。

盖洛的质疑说明盖洛不可能剽窃蒙塔尼。出了一身冷汗的蒙塔尼马上翻箱倒柜地找出冻存的LAV检测，果然如盖洛所说，原始的LAV病毒基因组中确实没有那个特征性的基因序列。这就证明他们的LAV确实不是原来的LAV。那么现在蒙塔尼的LAV从何而来？蒙塔尼必须要担负起解释这一切的责任，否则事情就有可能来个本末倒置，是蒙塔尼剽窃盖洛的成果。

蒙塔尼很快提供了解释。他说，是一个叫LAI的病毒株捣的鬼。蒙塔尼当时研究是另外从一个代号为LAI的艾滋病患者标本中分离出了LAI艾滋病病毒株，它的复制力更强，并且能在体外培养的T细胞中迅速生长并杀死T细胞。后来他们在研究中发生了一个污染事故，LAV病毒培养瓶“偶然地”被同时进行传代的LAI病毒感染，由于LAI的复制力很强，培养中的LAV很快就被LAI所取代。

洗刷污名

蒙塔尼的解释表明，他们一直认为是LAV的病毒实际上已经是LAI病毒了，而且蒙塔尼把它以LAV的名义寄给了盖洛以及世界上其他一些实验室，而LAI病毒也“偶然地”污染了盖洛的HTLV–III，使之成为了LAI，但蒙在鼓里的盖洛一直认为自己发现的病毒是HTLV-III，而且后来还把它送给蒙塔尼鉴定。

这个解释也说明，为什么盖洛的HTLV-III与蒙塔尼的LAV如此相像，也是蒙塔尼在当初火冒三丈地认为盖洛剽窃他的原因。那么，这些解释和说法站得住脚吗？幸运的是，另一个事实对蒙塔尼的解释做了旁证。世界上其他实验室也收到过蒙塔尼以LAV病毒名义寄出但实则为LAI的病毒，说明这是LAI污染的结果。

另一个事实也可以作为旁证。2004年10月，美国病理学家协会委托的公司，误将H2N2流感病毒样本发送到18个国家和地区的3747个实验室。2005年3月26日加拿大国家微生物实验室才发现了这个错误。因此世界卫生组织（WHO）防治流感项目负责人克劳斯·斯托尔于2005年13日在日内瓦宣布，WHO已要求销毁所有误发的H2N2流感病毒样本，以防止发生病毒感染。后来发现，被误发到全球18个国家和地区的H2N2型致命流感病毒样本已有2/3被销毁，但仍有两份至今下落不明。

所有这些旁证说明蒙塔尼的解释是可以成立的，是LAI病毒污染了盖洛的HTLV-III，而盖洛把被污染的成为了LAI的病毒当作HTLV-III去发表，那就怨不得为何法国的调查表明盖洛的HTLV-III与蒙塔尼的LAV（实则是LAI）一模一样了。

这个事实也说明，蒙塔尼与盖洛分别独立发现了HIV，只是在蒙塔尼在前，盖洛在后，但前者的病毒株污染了后者的病毒株，才造成后者剽窃前者的污名。对于这桩公案，疯牛病致病因子普里昂的发现者、1997年诺贝尔奖获得者普鲁西纳做了一个评价。

毫无疑问，蒙塔尼及其同事是第一个报道今天被称为HIV的人。不过，同样重要的是盖洛及其同事的贡献，盖洛也独立发现了HIV，即HTLV-III，并且根据蒙塔尼提供的病毒样本和自己发现的HTLV-III，盖洛发明了HIV的血液检查法。后者证明了由蒙塔尼等人报道的病毒(LAV)实际上就是导致艾滋病的元凶。

此外，盖洛当时的白介素-2实验室为早期蒙塔尼和盖洛的共同研究成果奠定了基础，因为白介素-2对于培养支持HIV复制的T淋巴细胞生长是必要的。也同时，由于在培养的T细胞中有了大量的HIV，才使得盖洛等人发明了HIV的血液检测法。再后来，不仅血液检测法更加确证HIV导致了艾滋病，而且同样重要的是因这一发现而能阻止千百万人通过输入不洁血液而染上艾滋病。

不一样的结局

事实证明蒙塔尼错怪了盖洛，也冤枉了好人。但这个事件还有许多细节无法解释清楚，比如蒙塔尼的LAI病毒株是怎样污染盖洛的HTLV-III病毒株。盖洛认为，在体外的T细胞中不能生长的BRU突然疯长起来，法国的科学家难道不感到奇怪吗？他们怎么就一直没有发现BRU被LAI污染的事实呢？

毫无疑问，在这场动用法律诉讼的HIV发明权争夺战中，受到影响最大的是盖洛，由于被戴上剽窃的污名，他不得不离开了在NIH的研究和工作岗位，于1996年转到美国马里兰大学继续从事研究和教学，任该大学生物技术院人类病毒研究所和基础科学部主任。

不过，也有事实表明，在经历了这场令人不快的官司后，盖洛与蒙塔尼显然是和解了。2002年2月13日两名HIV的发现者在美国共同发表声明，联合研制预防艾滋病的疫苗。蒙塔尼1972年进入巴斯德研究所工作，在1983年发现HIV后又分离出了HIV－2，仍然在巴斯德研究所和世界艾滋病研究和预防基金会从事艾滋病的防治研究。

诺贝尔奖是否落下了罗伯特·盖洛？

诺贝尔奖既是一种荣誉和对人类创造性劳动的认可，又实在是是非之源，几乎每年的诺贝尔奖宣布之后，都会引发各种争议，2008年的奖项更是如此，在和平、生理学或医学和化学奖方面都有异议。

和平奖授予了芬兰前总统阿赫蒂萨里，他曾担任联合国负责科索沃最终地位问题的谈判特使，并建议科索沃在“国际监督下独立”。而塞尔维亚前总理科什图尼察表示，阿赫蒂萨里获奖是“政治性”决定，是进一步向塞尔维亚施压的迹象。

诺贝尔和平奖的争议向来会因价值观和意识形态的缘由而陷于公说公有理婆说婆有理的两难窘境，只要诺贝尔奖发下去，这样的争论就会永远存在，永无止境。所以，这是一道无解的方程。只是，2008年的自然科学奖所出现的争议却反映了诺贝尔奖评委的价值取向在发生变化和摇摆。

最大的争议之一是美国人认为，在发现人免疫缺陷病毒（HIV）方面与法国的弗朗索瓦丝·巴尔·西诺西和吕克·蒙塔尼同样有重大贡献的人、美国的罗伯特·盖洛也应获奖。美国国家癌症研究所所长约翰·尼德休伯对法国人获奖感到高兴，并说：“但我也极其失望地看到，国家癌症研究所和它对人类发现艾滋病病毒所做的所有贡献并没有得到某种形式的承认。”而盖洛的很多工作是在美国国家癌症研究所做出的，包括血库安全保障技术和把艾滋病变成慢性病的药物，同时盖洛还发现了艾滋病的血检方法。

尽管获奖者蒙塔尼在宣布获奖的当天表示盖洛也同样应当获奖，而盖洛表示了感谢，但是诺贝尔奖评委会成员玛丽亚·马苏奇的回应是：“谁做出了基础性发现，我们对此毫无异议。”这意味着，诺贝尔奖评委会秉持着一贯的理念和标准，应当将该奖授予那些首先做出了重大和基础性发现的人。

这样的例子还有很多。例如，人们对吴健雄没能与李政道和杨振宁一起因发现和证明宇称不守衡而获诺贝尔物理学奖鸣不平，但实际上李、杨的论文中已经提到了验证该理论的实验思想，李政道又邀请了吴健雄做实验，后者的实验是依据前者的思路而做的。因此，评委会认为首先做出重大贡献的是李、杨，而没有把奖同时授予吴健雄。

同样，对于2002年诺贝尔化学奖，也有人为德国的米夏埃尔·卡拉斯和弗伦茨·希伦坎普鸣不平。理由是，他们的研究成果比当时的获奖者之一、日本的田中耕一大得多，而且研究方法也比田中的要有效得多，尽管两人发表成果的时间比田中晚两个月。但是，瑞典皇家科学家院诺贝尔化学奖评委会主席本特·诺登回答说，诺贝尔奖的宗旨是奖励那些率先提出可启发和改变其他人思维方式及观念的人，而田中耕一正是开启生物大分子新研究领域大门的第一人。

也就是说，诺贝尔奖评委会一以贯之的标准是看某人是否首先做出重大发现、率先提出创新思维和取得成果，也就是想到点子和主意的人。但是，针对这一点，俄罗斯人对2008年的化学奖提出了异议。

俄罗斯专家称，俄罗斯生物化学家谢尔盖·卢基扬诺夫和亚历山大·萨维茨基最先发现了绿色蛋白具备变异特性以及荧光是如何生成的。此外，他们还发现了其他能够发光的蛋白，如能发出红光的蛋白。就连获奖者之一的下村修也强调，俄罗斯学者在绿色荧光蛋白的研究方面功不可没。如果俄罗斯人所说属实，那么按诺贝尔奖评委会一贯的标准，是应当把该奖授予首先发现绿色荧光蛋白的俄罗斯科学家。但情况却并非如此，反而把该奖授予并非首先发明绿色荧光蛋白的钱永健（获奖者之一），但后者发明了能够追踪蛋白所在活体细胞内信号变化的显微镜，使得人们能够同时观察到若干分子变化。

如何解释这一争议呢？也许，诺贝尔奖评委的标准还有一个在过去不常体现的，即看一项发明是否在“说服世界”上有显著贡献。2008年的诺贝尔化学得主之一的钱永健就是在说服世界上独具魅力。

钱永健说，“我只是将一本晦涩的小说变成了一部通俗的电影而已。”“最基本的想法其实不是来自于我们，但是我们帮助很多人理解了这一点。”所谓的理解这一点就是发明荧光染剂技术和追踪在活体细胞内信号变化的显微镜，让人们能观察到蛋白分子在活体细胞中的走向和分布。

在科学研究以及人类生活的所有领域，“想到点子”和“说服世界”尽管是相辅相成的，但人们对哪一种对社会的贡献更大一直存在激烈争论，体现在诺贝尔奖中也许就有不公平。看来，诺贝尔奖评委会以前偏重于前者，但2008年的化学奖则反映出同样重视后者。所以，在今后的研究中，无论是在想到点子还是说服世界方面，只要有卓越的贡献，正如钱永健的说服世界的发明是“为细胞生物学和神经生物学发展带来一场革命”，就有可能获奖。

临渊羡鱼莫如退而结网

2008年的诺贝尔奖公布之前，内地媒体援引香港《文汇报》报道，汤姆森路透公司（全球著名的专业信息服务提供商）预测，有21名科学家可能获奖，其中包括中国导弹之父钱学森的堂侄钱永健。他凭借利用水母发出绿光的研究，有望夺得诺贝尔化学奖。

这个消息与其说是让国人兴奋，还不如说是反映了国人对诺贝尔奖的非常重视和深深的渴望，即使与自己八竿子打不着，也要弄个钱学森的堂侄来与诺贝尔奖沾亲带故。似乎如此一来，诺贝尔奖就能与中国人搭界了。结果证明，汤姆森路透公司真是猜中了，10月8日揭晓的2008年诺贝尔化学奖宣布将该年度的该奖项授予美国的下村修、马丁·查尔菲和钱永健。钱永健获奖只是他个人的荣誉，难道不成是中国的科学家获奖？不说钱永健是钱学森的堂侄还罢了，如此刻意一提，除了向世人说明华人的天生聪慧（有血统论之嫌），还给人以“橘生淮南为橘，生于淮北则为枳”之感，何苦？

本来，最初的消息起源是英国路透社10月1日的一则报道，标题为“暗物质和纳米技术有望角逐诺贝尔奖”（Dark matter and nanotech may vie for Nobel prizes），内文虽提到了钱永健的水母研究有望获化学奖，但只字没提钱永健与钱学森的关系。而该报道的主旨在于说明汤姆森路透公司科学部的预测是比较准确的，并透露了当今一些前沿学科的研究内容。例如，自2002年以来，该公司科学部的彭德尔伯里已成功猜中12名诺贝尔奖得主。在2006年，他成功预测2007年的医学奖得主卡佩奇(Mario Capecchi)、埃文斯(Martin Evans)、史密斯(Oliver Smithies)和物理学奖的费尔(Albert Fert)、格林伯格(Peter Gruenberg)。

然而，东南亚、中国香港等地的华文媒体在报道此一消息时，则通过挖掘，打听到了钱永健与钱学森的关系，顺水推舟地加进了这些内容。不仅标题改为“钱学森堂侄钱永健有望夺诺贝尔化学奖”，就连内容也作了浓墨渲染。如，“钱永健来头不小，他几名长辈都在科学界赫赫有名，中国导弹之父钱学森就是其堂叔。”这些标题和内容也顺理成章地转入内地的媒体，成为吸引人们眼球的重要新闻。而且在报道钱永健获奖后也不忘交代一句，钱永健是钱学森的堂侄。

围绕钱永健获奖的新闻报道，虽然不能归之为“标题党”之类，但也充分反映了中国人对诺贝尔奖由衷的羡慕、深深的渴望，甚至眼红。当然，这也没有什么不好，因为这至少证明我们还认同诺贝尔奖，承认它是一种普世标准，并希望藉此来获得世界的认可，也证明我们的软实力和硬实力，甚至是崛起。

不过，与其临渊羡鱼，莫如退而结网。而在“结网”这一类的基础工作上，中国的现状却令人不安。真正搞研究做学问的少了，浮光掠影蜻蜓点水式的研究倒不少，追逐名利，甚至学术腐败的越来越多。中国学术界或科学界近年来有几大奇怪现象，博士越来越多，教授越来越多，院士越来越多。按理讲，如此多高水平的科技人才早就可能为获得诺贝尔奖打下了基础了，但事实是年年的诺贝尔奖都是中国人羡慕地看着花落人家，在焦虑之下甚至制造一些某某被诺贝尔奖提名的消息来自我安慰。

从瑞士洛桑管理学院(IMD)发布的2008年世界竞争力年鉴也可以看到，为何中国总是羡慕他人获奖，而自己无法如愿。2008年，中国的竞争力从

2007年的第15名（有史以来最高的名次）下降到第17位。而一个国家的竞争力主要是核心竞争力，包括经济实力，企业管理能力，科技竞争力三大要素。而科技竞争力指的是，科学与技术的基础研究和应用研究的综合实力。包括：反映研究与开发支出的竞争力，反映技术管理的竞争力，反映科学社会环境的竞争力和反映知识产权的竞争力。

中国科学与技术的基础研究和应用研究的综合实力排名低下决定了中国迟迟无法获得诺贝尔奖，其中最为重要的是科学社会环境的竞争力的低下。具体表现在中国愈演愈烈的学术腐败，这种腐败的环境不仅无法让中国人早日获得诺贝尔奖，而且让中国的整体科技水平每况愈下。

正如有人评价，中国的学术腐败不是单纯的“学术方面的腐败”，而是“学术界的系统腐败”。一是学术行为的腐败，主要是个人行为，表现在学者在从事学术工作时不遵守科学道德，甚至非法牟利；二是学术权力的腐败，主要表现为利用权力瓜分、掠夺学术资源；三是学术原则的腐败，是学术界系统的整体行为，表现为学术界的头面人物打着“学术”的幌子，与贪官为伍，与奸商勾结，把攫取利益的黑手伸向政府和社会。

如果中国人不沉下心来退而结网，如果中国没有良好的科学研究的社会环境，中国必然总是在每年的诺贝尔奖公布和颁发之际羡慕他人，并用一些无关痛痒的沾亲带故的关系来安慰自己而已。

诺贝尔奖得主的支持能送奥巴马进白宫吗？

美国民主党总统候选人奥巴马及共和党对手麦凯恩于2008年9月26日晚围绕经济、外交问题进行了第一次电视辩论。根据民意调查，超过一半受访选民认为奥巴马表现较佳。

然而，对奥巴马利好的消息还不仅在于此。在此之前，美国已经有61名诺贝尔奖（自然科学奖）获得者公开表态支持奥巴马竞选下任总统。这是美国总统竞选历史上迄今为止科学界精英发出的最大呼声。这是否意味着在诺贝尔奖得主的支持和引领下，美国选民会把奥巴马送入白宫呢?

事情并没有这么简单。前车之鉴不可不察。2004年，时任总统布什与民主党竞选者约翰·克里相争，有48名诺贝尔科学奖获得者公开表态支持克里。而且，当时的情况是美国国内外大部分人看好、支持克里，国内国外媒体唱衰布什而力挺克里，然而，结果却是克里落选，布什再次当选。

这一次美国的选举会不会再次重演2004年的剧情？或者说，诺贝尔奖得主的支持会不会再一次成为“乌鸦嘴”？

2008年美国社会和公民的境况似乎与2004年是半斤八两，而且甚于2004年。经济是头号问题，以雷曼兄弟投资银行的倒掉所掀起的华尔街金融风暴逼迫布什政府抛出以7000亿美元救市的方案。这种情况再次让奥巴马阵营找到了攻击共和党阵营的机会，由于布什政府治国无方和抓经济不力，才会有今天的经济危机。

其次，美国人关心的是国家和个人的安危，大多数人认为自己生活并不安全，随时可能受到恐怖袭击，因而反恐和伊拉克战争成为美国公众关心的第二和第三大问题。这一切与2004年的情况何其相似。因此，如果承诺能让美国人渡过经济危机，过上更好的生活和让人们更为安全，而且美国人也相信其中之一的竞选者有这样的能力，那就肯定能让他（她）入主白宫。现在，奥巴马的表现可能比麦凯恩更符合这些条件。

如果把2004年比做2008年，当时的克里就是现在的奥巴马，当时的布什就是现在的麦凯恩。然而美国公民却选择了布什。这种选择的基础在于美国多数公民最看重的东西可能并非表面上的经济和国家安全。2004年大选之后对美国选民的调查显示，22%的受访者把道德价值列为最关心的首项问题，第二位才是经济问题，占20%。然后才是其他一些问题，如反恐（19%），伊拉克战争（15%）、医疗（8%）、税收（5%）和教育（4%）。

正是在那些认为道德观是最重要的问题的选民中，有80%把选票投给了布什。当然，认为经济问题最重要的选民80%把票投给了克里。所以，如果这次的选举美国公民是以经济为重的话，则奥巴马当选的胜算大一些。但如果美国公民还是以传统的基督教道德观为第一重要的问题的话，也许麦凯恩的胜算大一些。如此一来，必然与诺贝尔奖得主和科学界的支持有密切关系。

诺贝尔奖得主和科学界公开表态支持奥巴马的重要原因是，奥巴马许诺对科学研究提供更多的经费。并且奥巴马在2008年9月24日接受英国《自然》杂志采访时表示，一旦他当选，他会马上发布行政命令，解除布什总统于2001年8月9日发布的禁止使用联邦基金进行人类胚胎干细胞研究的禁令。这让美国科学界深感鼓舞，并坚定了支持奥巴马的决心。

而作为奥巴马的竞争者，共和党的麦凯恩尽管与布什的观点不太一致，例如他在此之前两次要求解除布什政府禁止用联邦基金进人类胚胎干细胞研究的禁令，但他的竞选副手莎拉·佩林却一直支持布什政府的禁令，反对人类胚胎干细胞研究。而且，在一系列事关美国传统道德观的问题上，佩林都秉承美国宗教立国的保守观念，如禁止同性恋婚姻，反对流产，同时更反对用人类胚胎进行研究，无论是多么崇高的理由，如为了科学，因为胚胎用后就会被摧毁，但那却是人的生命。

多少年来，美国一贯标榜自己是严格实行政教分离的国家。从政治制度和法律体制上看也的确如此。但实际上，正如美国神学家尼布尔所说，美国是世界上最世俗化的国家，也是宗教性最强的国家。因此，美国社会也总是在科学和民主与保守和虔诚之间徘徊和平衡。

这一次的总统选举，大部分美国公众是像2004年一样最为看重传统的基督教价值观，还是首先看重经济，是麦凯恩和奥巴马取胜的基础与民意。如果是前者，诺贝尔奖得主和科学界的支持将可能再次帮民主党的倒忙，反之，则可能把奥巴马送入白宫。后来的结果证明，美国公众看重的是经济，最后，奥巴马入主白宫。

第十二章

揭示衰老和癌症的秘密

现在看来，这个学说是如此地清晰和简单。

如果端粒缩短，细胞就会老化。

相反，如果端粒酶活性增高，

端粒长度就得到维持，细胞衰老就会延迟。

瑞典卡罗琳医学院诺贝尔奖评委会宣布，2009年的诺贝尔生理学或医学奖授予美国加利福尼亚旧金山大学的伊丽莎白・布莱克本(Elizabeth Blackburn)、美国巴尔的摩约翰・霍普金斯医学院的卡罗尔・格雷德(Carol Greider)和美国哈佛医学院的杰克・绍斯塔克(Jack Szostak)，因为他们发现了端粒和端粒酶保护染色体的机制。换句话说，他们发现了衰老和癌症的秘密。

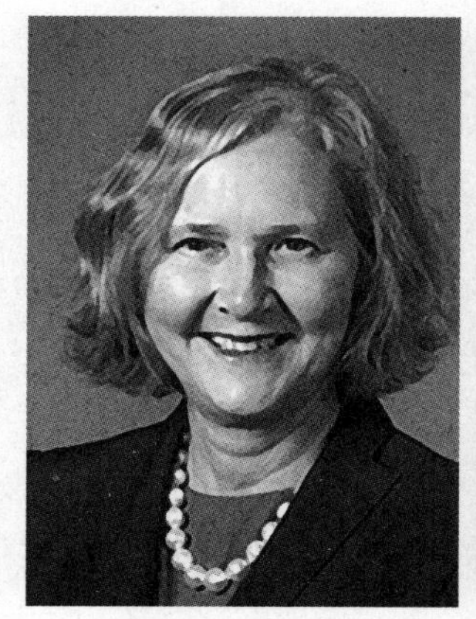

伊丽莎白・布莱克本

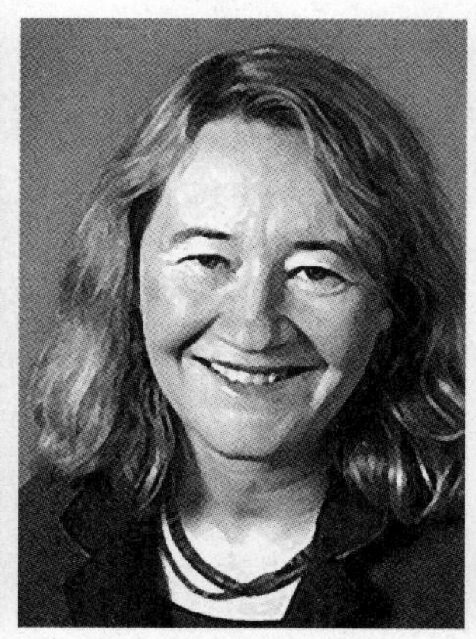

卡罗尔・格雷德

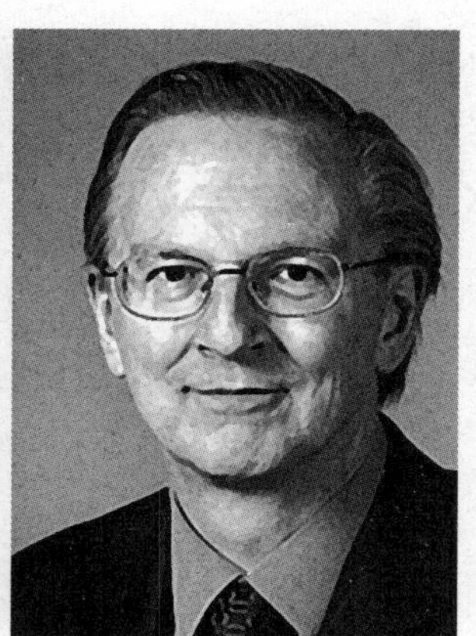

杰克・绍斯塔克

图片摄影均为蒙坦 (U. Montan)

老学说新获奖

端粒和端粒酶其实是一种老发现和老学说，但验证它却花了较长时间，以致在今天才获得承认并获得诺贝尔生理学或医学奖。正如评委会对三位科学家的肯定一样，他们解决了生物学中的一个重大问题。这个重大问题就是，染色体是怎样在细胞分裂时以完全的方式复制以及它们是如何受到保护免于降解的。这三位获奖者的回答是，染色体末端的端粒和端粒酶起到了关键作用。

我们知道，人体内携带基因的长长的线状DNA是包裹在染色体中的，端粒就是染色体尽头的帽子。伊丽莎白·布莱克本和杰克·绍斯塔克发现，端粒中的一个唯一的DNA序列可以保护染色体免于降解。而卡罗尔·格雷德和伊丽莎白·布莱克本则鉴定了端粒酶，它负责制造端粒DNA。这些发现能够解释染色体末端是如何被端粒保护以及它们是如何被端粒酶重建的。

现在看来，这个学说是如此地清晰和简单。如果端粒缩短，细胞就会老化。相反，如果端粒酶活性增高，端粒长度就得到维持，细胞衰老就会延迟。这一原理也能解释癌细胞为何能永生的机制，因为端粒长度可以长期地维持，癌细胞也就长生不老。比较而言，某种特定的遗传病就是因为端粒有缺陷，结果导致细胞的损害。

因此，美国三位科学家关于端粒和端粒酶的发现涉及细胞的基本机制，而且能促进新的临床治疗方式的发展。

端粒的神奇作用

我们的染色体以DNA分子的方式蕴藏着人类的基因组。早在20世纪30年代，赫尔曼·穆勒（Hermann Muller，1946年诺贝尔生理学或医学奖获得者）和巴巴拉·麦克林托克（Barbara McClintock，1983年诺贝尔生理学或医学奖获得者）就观察到了染色体末端的结构，即所谓的端粒，它似乎是在阻止染色体相互粘连。因此，他们怀疑端粒可能具有保护性作用，但是端粒是如何起作用的一直是一个谜。

20世纪50年代，科学家们在开始理解基因是如何复制之时，另一个问题也出现了。当一个细胞准备分裂时，含有以四个碱基而形成遗传密码的DNA分子以碱基对碱基的方式通过DNA聚合酶而复制。然而，在两股DNA链的一股出现了一个问题，这股链的最末端不能被复制。因此，在细胞分裂期间，染色体会随时缩短。但事实上这种情况并没有发生。

为什么会出现这样的情况。今年的诺贝尔奖获者的发现解释了这些问题，原因就在于端粒机制以及发现了可以复制自身的端粒酶。

在早期的研究阶段，伊丽莎白·布莱克本绘制了DNA序列。她研究一种单细胞纤毛虫——四膜虫的染色体，证实在染色体的末端的一个DNA序列可以多次重复。但是，这个CCCCAA的序列（C代表胞嘧啶，A代表腺嘌呤）的机制并不清楚。在同一时间，杰克·绍斯塔克也观察到，一种线性DNA分子（即一种典型的微型染色体）被引进到酵母细胞后会迅速地降解。

在1980年的一次研讨会上，布莱克本报告了她的发现。她的研究结果引起了杰克·绍斯塔克的兴趣。于是，他和布莱克本决定进行一项在遥远物种之间的跨界的实验。

布莱克本从四膜虫的DNA中分离出了CCCCAA序列。而绍斯塔克把这个序列复制到微型染色体中并把它们放回酵母细胞内。结果是惊人的，端粒DNA序列（CCCCAA序列）阻止了微型线粒体的降解。他们把研究结果发表于1982年5月的《细胞》杂志。

来自四膜虫的端粒DNA能对完全不同的生物酵母的染色体进行保护，这简直是太神奇了，因而证明了以前一种未曾认识到的重大机制的存在。后来，这一机制更为广泛地被认识，有着自身特别序列的端粒DNA在大多数植物和动物，以及从阿米巴到人身上都存在。

师生合作寻找端粒酶

端粒酶的发现则是后来的事情。当时，作为研究生的卡罗尔·格雷德和其导师布莱克本开始探究端粒DNA的形成是否缘自一种尚未知的酶。

1984年的圣诞节，格雷德在一种细胞提取物中发现了酶活性的迹象，格雷德和布莱克本把这种酶命名为端粒酶，并将其提纯，然后证明它由RNA（核糖核酸）和蛋白质构成。

更让人惊喜的是，这种RNA成分含有CCCCAA序列。当制造端粒时，这种RNA的作用是提供一种模板，这种蛋白质成分为建造工作所需要，它提供的是酶活性。端粒酶扩大端粒DNA，方法是提供一种平台，让DNA多聚酶复制染色体的整个长度而不丢失最末端的部分。

然后，科学家开始探索端粒在细胞中可能扮演何种角色。绍斯塔克的研究团队证明，突变的酵母细胞导致了端粒的逐渐缩短。这种突变的细胞生长缓慢，最终停止分裂。布莱克本和其合作者则制造了端粒酶RNA的突变并在四膜虫中发现了类似的现象。在这两项研究中都导致了细胞老化的较早发生，即早衰。相比而言，功能正常的端粒反而阻止了染色体的损害并且延迟了细胞的衰老。

后来，格雷德的团队证明，人类细胞的衰老也可由端粒酶来延迟。而这一领域的研究现在更为深入，并且现在已知，端粒的DNA序列吸引一些特定的蛋白质，这些蛋白形成围绕DNA链脆弱末端的保护性帽子。

人类衰老、癌症和干细胞之谜

认识端粒和端粒酶的意义在于，它们能帮助我们能解开人类衰老、癌症和干细胞的部分秘密。许多科学家推断，端粒的缩短可能不仅是个体细胞，也是生物整体衰老的原因。但是，衰老的过程已经证明是复杂的，而且现今认为是由几种不同因素所决定，端粒不过是其中一种而已。因此，在这个领域的研究将会持续深入下去。

大多数细胞并非频繁地分裂，因此它们的染色体并没有缩短的危险，而且它们也不必需要高度的端粒酶活性。比较而言，癌细胞有能力无限地分裂，因此会保存其端粒酶。但是，癌细胞是如何躲过细胞衰老的呢？一种比较认同的解释是，癌细胞能常常增强其端粒酶的活性。因此，可以用去除端粒酶的方式来治疗癌症。这个领域内的一些研究正在进行，包括针对有高度端粒酶活性细胞的疫苗，评估这类疫苗的临床研究也在进行中。

现在我们也已知道，一些遗传性疾病与端粒酶的缺陷有关，包括特定形式的先天性再生障碍性贫血。原因在于，人类骨髓中的干细胞不能充分分裂，从而导致严重的贫血。某些遗传性皮肤病和肺病也是由端粒缺陷所引发。

总之，布莱克、格雷德和绍斯塔克的发现为我们理解细胞、探索疾病的机制和促进研发潜在的疾病新疗法增添了全新的视角。

其实，从世界上第一只克隆羊多利的死亡来看也可以理解端粒的作用。多利在6岁出现多种衰老症状和疾病，因而被实施安乐死。但实际上，多利不止6岁，原因在于端粒。因为，多利是从一只母羊的干细胞人工孕育而来，在提取干细胞时，多利的母亲是6岁。用干细胞克隆多利时，端粒长度也被一并复制。因此多利出生时外表虽与一般小羊无差异，但实际上一出生它有6岁了。也就是说它的体内细胞年龄是6岁。所以，多利于2003年被实施安乐死时，实际生理年龄已接近13岁，也与一般普通绵羊的寿命极限相当，不足为奇。

获奖者的反应

2009年的诺贝尔奖金仍然是1000万瑞典克朗，约合140万美元，布莱克、格雷德和绍斯塔克三人平分这一奖金。

伊丽莎白·布莱克本拥有美国和澳大利亚国籍。她于1948年出生于澳大利亚塔斯马尼亚的霍巴特。在墨尔本大学毕业后，布莱克本于1975年获得英国剑桥大学的博士学位，然后在美国纽黑文市的耶鲁大学从事博士后研究。她曾任加利福尼亚大学伯克利分校的教授，自1990年后一直任旧金山市加利福尼亚大学的生物学和生理学教授。

伊丽莎白·布莱克本是在凌晨两点被惊醒的。她坦承，这件事让她吃惊，不过“像这样的事的发生总会让人惊讶的。”她认为，“获奖总归是一件好事，当然，它不能改变研究本身。但是，能得到承认并与卡罗尔·格雷德和杰克·绍斯塔克分享这一奖项毕竟是一件开心的事。”

卡罗尔·格雷德是美国公民，于1961年出生于加利福尼亚圣迭戈市。她求学于加利福尼亚大学圣巴巴拉分校和伯克利分校，并在其导师布莱克本指导下于1987年获得博士学位。在冷泉港的博士后研究工作结束后，她于1997年被任命为巴尔的摩的约翰·霍普金斯大学医学院分子生物系的教授。

格雷德在凌晨5点前被电话惊醒，祝贺她获得诺贝尔奖。她在接受美联社记者采访时说，“这个消息真是让人惊讶，这是你不可能预期的事。”人们也许能预测谁能获奖，但是一个人绝不会预测到自己获奖。她说，基金资助的那类好奇心驱动的科学研究真的非常重要，而疾病主导的研究也并非是唯一获得答案的方式。“但是，两者结合有协同作用。”

杰克·绍斯塔克也是美国公民，于1952年出生于英国伦敦，在加拿大成长。他曾在加拿大蒙特利尔的麦吉尔大学和美国纽约伊萨卡的康乃尔大学学习，1977年在康乃尔大学获博士学位。自1979年以来他一直在哈佛医学院工作，现在是波士顿麻省总医院的遗传学教授。他也为霍华德·休斯医学研究院工作。

绍斯塔克说，他对研究成果能获奖并不看好。当初开始研究时并不知道研究可能带来的任何实际好处。他说，“最后研究的意义才体现为可以理解衰老和癌症。”当问及他如何使用奖金时，绍斯塔克说，他将把奖金用于自己孩子上大学。

女性在诺贝尔奖崛起的分水岭

2009年的诺贝尔奖的诸多奖项都还要接受实践的检验。但就2009年宣布的诺贝尔奖获奖者和内容来看，是很好，很丰富，而且很有意义和很有内涵。这一年是女性在诺贝尔奖上喜获丰收的一年。

2009年的诺贝尔奖是该奖历史上女性崛起的最重要的一个分水岭，表现为诺贝尔奖历史上的三个第一次。第一个第一次是，在诺贝尔奖历史上，首次在一个奖项（生理学或医学奖）中女性占了首位，三人中有两人是女性。

第二个第一次是，首次在一个年度的诺贝尔奖中女性的比例上升为最高。在全部13名获奖者中，有5名女性获奖（生理学或医学奖3人，女性占2人；物理奖3人，全是男性；化学奖3人，女性占1人；文学奖1人，女性；和平奖1人，男性；经济学奖2人，女性占1人），女性占全部获奖者的38.46%（5/13），算是诺贝尔奖开天辟地头一遭。

第三个第一是，在诺贝尔经济学奖41届的颁奖史上，女性首次获得经济学奖，美国经济学家埃莉诺·奥斯特罗姆成为今年经济奖得主之一。这三个第一次意味着，如果给予女性同样的条件，女性可能会做得与男性一样好。不仅仅是诺贝尔奖评委会，而且全世界和整个科学界都应当考虑，如何不要让占人类一半的女性的聪明才智浪费掉。

2009年诺贝尔奖也是该奖历史上最为纠结的一次，其中，最纠结的是诺贝尔和平奖，获奖者是美国现任总统贝拉克·奥巴马。诺贝尔和平奖历来争议颇多，以其带有的政治倾向和“西方价值观”而屡遭批评。2009年奥巴马获和平奖更是招致美国和全世界铺天盖地如潮涌般的质疑，当然，更多的是嘲讽、挖苦、讥笑、不屑、鄙夷、轻蔑、不安、痛苦、批评、怒斥、反对，就连奥巴马本人也感到惭愧和不够资格，以致挪威主要反对党领导人10日要求挪威诺贝尔委员会主席托尔比约恩·亚格兰辞职。不过，也有支持奥巴马获奖的，只是占少数。

为什么要颁奖给奥巴马，诺贝尔和平奖评委会表示，关键在于奥巴马“在世界范围内消除核武器的远见和努力”。然而，这种把奖项寄予希望而不是颁给做出了成果的做法确实有违和平奖的宗旨，即该奖是奖给“为促进民族团结友好、取消或裁减常备军队，以及为和平会议的组织和宣传尽到最大努力或做出最大贡献的人(机构、组织)”。

然而，从另一个角度看，2009年的诺贝尔和平奖何尝不是一种改革呢?这种寄希望于获奖者的作法有一些评论已经指出，是把奥巴马放在火上烤或为奥巴马和美国人挖了一个陷阱。但是，笔者更认为，这其实是要把奥巴马关进笼子里，当然这个笼子只是一种理念的笼子，是虚拟的。也就是要求奥巴马及美国政府在今后的国际事务中，按照和平的希望、理念、方式去努力工作，去不厌其烦地调解、沟通、施展谋略，并以正义、公平的理念和大国的力量帮助弱小的国家，包括进行核裁军、减少武力行为，以和平方式解决阿富汗、伊拉克、朝鲜、伊朗、巴勒斯坦和以色列等潜伏着战争引信的热点地区问题。

想想看，美国总统在其国内已经有很具体的法律、文化等笼子关住了，但在国际事务中还没有真正的笼子能关住，也才会有频频出现的单边主义和战争、暴力行为。诺贝尔和平奖为美国总统和美国政府做一个虚拟的笼子，又有什么不好呢？当然，这种虚拟的笼子是否有效用还需时间的检验。

2009年的诺贝尔文学奖是第二纠结的话题，对颁奖予德国作家赫塔·米勒（祖籍罗马尼亚）也有仅次于诺贝尔和平奖的种种质疑，认为是文学的政治化的再次体现，是评委会热衷于在欧美麦田中寻觅果实而全然不顾还有世界的麦田，以及诺贝尔奖的娱乐化（猜奖和爆冷）等。对于诺贝尔奖，有两个原则：其一，该奖是否有文学价值而不是政治因素，需要时间来检验，所以不必断言米勒作品的文学价值在今天尚未得到普遍的认同；其二，在质疑文学奖不公正时，首先要问问甚至查验一下，我们有什么拿得出手的堪与世界接轨甚至是出类拔萃的货色？

今天，鲁迅的话仍具有现实意义，“瑞典最好不要理我们，谁也不给。倘因为黄色脸皮的人，格外优待从宽，反足以长中国人的虚荣心，以为真可以与别国大作家比肩了，结果将很坏。”其实，华人高行健已经获过诺贝尔文学奖了，难道不能给予我们一丝安慰和快意？

2009年也还有一位华人高锟获得物理奖。这在让我们获得一点安慰和很爽的同时，也再一次提醒我们，淮北为枳淮南为橘，当然，这又要让人不爽了。不过，真正让大家都爽的是高锟的发明，不仅意味着诺贝尔奖看重科学，也表明诺贝尔奖看重技术，如果还能真正实现高锟先生发明光纤的最高理想——让全世界所有人上网都不付费——那么或许所有人都会很爽。

改革更能深孚众望

诺贝尔奖的改革倒是一个值得关注的问题，没准通过诺贝尔奖的改革再加上中国人脚踏实地的研究，未来诺奖花落中国也并非不可能。

日前10位专家学者联名签署致诺贝尔基金会的公开信在英国《新科学家》杂志上发表，请求对诺贝尔奖评奖进行改革，一是增设“全球环境和公共卫生奖”，以奖励在应对气候变化、促进可持续发展，以及在消灭重大疾病和促进公共健康等领域做出突出成就的个人或组织；二是扩展现有的“生理学或医学奖”，或增设相关奖项，使其得以覆盖整个生物学领域。因为，在当前奖项设置下，许多领域的重要成就将难以获奖。

而且，公开信也递交给诺贝尔基金会执行主任米凯尔·索尔曼，他承诺会让诺贝尔基金会董事会其他成员看到这封信。尽管改革诺贝尔奖的呼声较大和理由较充足，但诺贝尔奖的改革也许在近期很难实现。因为，索尔曼也已表示，改革诺贝尔科学奖的机会不大，基金会的理事会一直反对增设奖项，认为此举费时又会大大增加支出。

尽管如此，改革的呼声将不会停止，而且诺贝尔基金会和评委会会受到越来越多的压力，而这种压力早在多年前就已经形成规模了，其目的当然是为了让诺贝尔奖这个百年老店所评选的产品更能深孚众望。尽管诺贝尔奖在人们心目中相当权威和公正，但批评和质疑的声音从来没有断绝过。

早在诺贝尔奖百年诞辰之时，一些科学家和前得奖者就纷纷对诺贝尔奖的公正性提出批评。理由是，得奖的研究项目并不能反映当代顶尖科学的最新趋势。例如，诺贝尔奖仅仅把自然科学分为物理学、化学、医学三科，而今天飞速发展的基因和分子生物医学、工程学、计算机科学和天文学等都与诺贝尔奖无关。其次，对同样有资格获奖的科学家厚此薄彼。如今的科学研究往往是一批科学家甚至几个团体的集体成果，但诺贝尔奖规定每个奖项最多只可由三个人分享，因此一些同时从事研究的人因名额有限而无缘诺奖。

另外，诺贝尔奖的获奖内容也一直受到批评。近年来受到的批评主要集中在获奖内容的实际价值上。一些科学家认为，近年得奖的研究项目愈来愈晦涩难解，物理学奖的研究更有钻牛角尖之嫌。很多得奖物理学家其实不过发现了某种粒子，这些发现对促进科学发展根本没有多少重要贡献。负责评选物理奖的瑞典皇家学院也承认，需要检讨评选准则，以免因曲高和寡而影响诺贝尔奖的声誉。例如1999年的物理奖得奖者到底研究什么，解释起来可真令人头痛。而当时的获奖理由是，解释了物理学中的电弱相互作用的量子结构。

显然，这些质疑更多的是针对诺贝尔奖的6个评审委员会（斯德哥尔摩的瑞典皇家科学院评选物理学奖、化学奖和经济奖、皇家卡罗琳医学研究院评选生理学或医学奖、瑞典文学院评选文学奖、在奥斯陆的挪威议会任命的诺贝尔奖评审委员会评选和平奖），似乎与诺贝尔基金会无关。但是，诺贝尔奖的改革无论是评委会还是基金会都有责任。

以诺贝尔基金会为例，如果没有改革和与时俱进，诺贝尔奖的奖金肯定会入不敷出。正是诺贝尔基金会明确其财务管理的首要目标是实现财产保值和利润增值，而要实现这样的目标必须改革和与时俱进，才于1953年请求瑞典政府批准诺贝尔基金会进行独立投资，然后把钱用在股市和不动产上。此后，诺贝尔基金会的对外投资和赢利规模不断上升，也才能保证诺贝尔奖金的逐年发放和增值。如1901年第一次颁奖时，每项奖金的数额约为15万瑞典克朗，约合4.2万美元。而1996年的每项奖金已增加到740万瑞典克朗，约合112万美元。再到2008年，奖金数额高达1000万瑞典克朗，约合140万美元。

从获奖内容和项目来看，1968年由瑞典银行增设诺贝尔经济学奖（1969年首次颁奖）也是对获奖内容和项目的改革，因此诺贝尔奖的改革应当是一种必然，只不过需要时间而已。当诺贝尔奖能顺应历史发展而做出相应的改革之时，它的威望和公正性只会越来越高，其推动科学发展、经济增长和文明进步的作用也会越来越大。

重科学但不轻技术

2009年诺贝尔物理学奖授予了高锟（美籍华人）、美国的韦拉德·博伊尔和乔治·史密斯三人。被誉为“光纤之父”的高锟教授的获奖原因是，他在“有关光在纤维中的传输以用于光学通信方面”做出了突破性成就。博伊尔和史密斯的贡献在于发明了CCD（电荷耦合器件）图像传感器，把人类带到了全民数码影像时代，每一个人都可以随时、随地、随意地用影像记录每一瞬间。

可以看到，三位物理奖获得者都是因为技术应用而获奖的，公众可能会普遍叫好，因为他们的发明让我们的生活更好更丰富多彩。但对于熟悉诺贝尔奖的人来看，这一奖项难免让人吃惊。正如获奖者高锟所言，“我对于获颁诺贝尔物理学奖深感荣幸。诺贝尔奖鲜有表彰应用科学的成就，故我从来没有想过会获奖，感到非常惊喜。”

高锟先生所说的应用科学成就就是技术，因此需要从中国人创造的“科技”一词加以区分。科学与技术是两个不同的概念，多年来，诺贝尔奖大部分是奖励科学研究的项目，也即我们所说的基础研究，而颁发给技术研究的项目，即应用科学或应用技术的远远少于科学项目。但在这两者之间保持平衡，需要有精妙的衡量。

科学与技术的区别在于，科学是认识自然和事物，包括认识自然界中各种现象的发生和发展、剖析自然界存在的所有物质、揭示自然现象的内在规律和相互联系；技术是利用人类对自然的认识去适应自然、改造自然和向自然索取，以满足人类越来越舒适和高水平的生活。

通俗地说，科学要解决的问题是，说明世界和事物是什么和为什么。技术要解决的问题是，提出做什么和怎么做，并且是在两个条件下进行。一是根据科学对自然的认识和解释，二是根据人类的需求，当然还有其他生物的需求，如今天的环境保护和生态伦理。

虽然有区别，但科学与技术是相互关联的。它们的关系大约是，科学是本元，技术是二元；科学是第一推动力，技术是亚推动力；科学是隐性的，而技术是显性的。正因为这种关系，诺贝尔奖把奖项更多地授予科学，而授予技术的奖项少于科学。因为，没有科学之母，就不会有后来的技术应用。

但是，科学与技术的关系也并非只是本元和衍生的关系，还有技术促进科学发展的巨大作用。例如，没有X射线衍射技术，我们就不可能认识到DNA是双螺旋结构；如果没有加速器技术，就不能发现包括重子、介子、轻子和各种共振态粒子在内的几百种粒子。高锟先生的感言其实道出了诺贝尔奖颁奖内容的一种表面失衡，但实质上是平衡的状况。只有科学和基础的研究成果增多，才有后来的技术应用的成果，所以诺贝尔奖的奖项重心落在了科学之上。

诺贝尔科学奖大多颁发给科学的基础研究而非技术的应用发明还有另一个原因，科学的重大发现通常需要长时间的积淀和其他各学科的帮助，是一种极其艰难的过程，更是无数人探索的结晶。例如，如果没有剑桥大学研究人员几十年进行X射线衍射研究的成果作基础和威尔金斯等人整理和收集DNA衍射数据，沃森和克里克是不可能站在他们前面的许多默默无闻者的肩上而获得DNA双螺旋结构的重大发现的。

诺贝尔奖把大部分奖励授予科学和基础研究还在于，这些基础研究成果不仅可以为技术提供基础、资源、信息和方向，而且可以带动其他科学项目和技术的发展，并让技术研发也可以获得重大成果。例如，1895年德国放射科技师伦琴发现X射线而获得首次（1901年）诺贝尔物理奖，继伦琴之后，约有20位诺贝尔奖得主的研究都是建立在X射线之上。

当然，科学获得的诺贝尔奖之多还在于，尽管这些奖不能产生直接的经济效益（隐性的），但由这些成果转化而来的力量是无法估量的，也把人类的生活推向了更高的境界。例如，信息技术、量子力学、半导体等方面的基础和原创性发现，把我们带入信息社会；对原子核和原子的研究成果让人类进入新的核能源时代；DNA双螺旋结构的发现和生物、化学的原创性研究的成果，让人类进入更健康和食物更丰富和更具营养的时代。

今天，鲜有表彰技术成就的诺贝尔奖却把奖颁发给了高锟等人的技术应用成果，这表明，尽管诺贝尔奖主要是把奖项授予科学，但对于技术对社会的推动作用和巨大贡献也是不会忽略的。而且，诺贝尔奖还会在继续在科学与技术之间保持精妙的平衡。

与我们藕断丝连的高锟

“光纤之父”、美籍华人高锟成为2009年诺贝尔物理奖得主之一又成为热议的话题，这情景犹如2008年诺贝尔化学奖得主之一钱永健一样，因为他们都有一个特殊的身份——华人，而钱永健还多了一个身份——钱学森的堂侄。

说过来说过去就是，诺贝尔奖离中国人远还是近，与中国人有关还是无关。笔者赞同这样的结论：本土中国人离诺贝尔奖还非常遥远，原因是众所周知。但是，诺贝尔奖又与中国人密切关系。即使海外华人与本土中国人已经迥然不同，其实也有千丝万缕的联系，因为高锟和钱永健与我们，血脉相通。也因此，在对待诺贝尔奖项上，在本土中国人还未得奖之时，我们会以高锟先生为荣，而且不妄自菲薄。

从血脉和基因上看，高锟连同以前获奖的几位外藉华人都有华人的血脉和基因。这说明，华人的智商和才干并不比其他人低，甚至在很多方面还高于他人。在基因和环境对人的成就起多大作用上，历来有相当大的争论。但是，自1990年英国伦敦国王学院的朱迪·邓恩（Judy Dunn）和罗伯特·普洛敏（Robert Plomin）出版了《为何兄弟姊妹有差异》的专著后，人们已经基本认同他们以及此前和此后无数类似的研究结果，基因与环境对人的差异和成就大约各占一半的因素。

具体而言，邓恩和普洛敏根据研究结果指出，人的智商、人格和成就等约40%要归因于遗传因素的作用，约35%是非共享环境经验的作用，约5%的形成和变异是共享环境的经验作用，剩下的20%是测验的误差。共享环境指的是人们在同一家庭成长所共享的环境，包括衣、食、住、行等；非共享环境指的是在同一家庭成长却不被人们共同享有的环境构成，如出生顺序和性别、上不同的学校、有不同的同学和老师等。

由此可知，共享和非共享环境条件的作用几乎与遗传（基因）因素相等。换言之，基因和共享与非共享环境对人格、成就和智商的发展具有同样的影响力。反过来也可以说，环境也决定基因，即决定基因的表达和效应。以单卵孪生子为例，即使他们的基因完全相同，但在不同的环境下成长，也会有不同的性格和行为方式，这就是环境所决定的。

尽管高锟和其他获得诺贝尔奖的科学家与我们有共同的基因，其实这只对他们的成就贡献了40%。但是，所不同的是，他们还有40%的环境因素与本土中国人不同，这也再次证实了一个古老的道理，南橘北枳。看看高锟的40%的环境因素是如何不同的吧。

尽管生于中国上海，但是高锟于1948年移居香港，就读于圣约瑟书院，未毕业即前往英国留学，1957年获伦敦大学理学士学位，1965年获博士学位。1957～1960年任标准电话和电缆公司工程师，1960～1970年任标准电信实验室主任研究工程师。1970–1974年在香港中文大学电机系工作，以后在国际电话和电报公司电光产品部任副经理。1987年至1996年出任香港中文大学校长。同时高锟拥有多项头衔，美国国家工程院院士、英国皇家工程科学院院士、英国皇家艺术学会会员、瑞典皇家工程科学院外籍院士、台湾中央研究院院士、中国科学院外籍院士。

高锟的40%的环境因素与本土中国科学家迥然不同，这才为其产生原创性的重大科技成果营造了80%的要素。同理，不同的环境因素也为其他获得诺贝尔奖的华裔科学家创造了同样80%的获得重大成果和获取诺贝尔奖的基础。中国本土科学家所缺少的就是这40%的环境因素。

高锟与我们有同样的血脉和基因，以此为荣无可厚非，甚至连高锟先生成长、受教育和工作的地方，如英国、美国、香港和台湾都以高锟为荣，作为中国人以高锟为荣就更加名正言顺。不过，更重要的是，只有中国本土科学家获得高锟和其他获得诺贝尔奖的华裔科学家的环境因素，才有可能获得诺贝尔奖。

诺贝尔奖当然不是酸葡萄，而是香葡萄、甜葡萄和美葡萄，中国本土科学家没有理由不去争取和获得这样的甜美葡萄。不能获得诺贝尔奖，是完全不配一个大国的地位的，也与占世界人口五分之一的人数太不般配。中国人并不笨，只不过要创造和产生一个与高锟和其他华人科学家获奖的环境和制度，是一件最难的事。所以，现在的任务是，先琢磨如何创造这样的环境。

高锟的迟到和奥巴马的早到

2009年最后一个月的10日，有两位具有鲜明比较意义的人物出现在世界舞台上。一位是华裔科学家高锟，尽管患老年性痴呆，但他还是在10日晚出席了在瑞典斯德哥尔摩举行的诺贝尔颁奖礼及晚宴，并亲自上台领取诺贝尔物理学奖。另一位是美国总统奥巴马，也在当地时间10日于挪威首都奥斯陆领取诺贝尔和平奖。

比较而言，高锟的获奖和领奖是诺贝尔奖和国际社会对其迟到的承认，奥巴马的获奖和领奖则是诺贝尔奖和国际社会对其早到的认可。对前者而言，这种承认是实至名归，对后者而言，这种认可恐怕还有一些变数，因而较难获得世界的认同。但无论是迟到的承认和早到的认可都不仅可以成为诺贝尔奖历史的一种范本，也不失对于公众和社会的意义。

高锟的被承认让人感到是一种迟到的重要原因是，由于患病，他已经难以完全理解其获奖的全部意义了。尽管高锟也能上台领奖，并且知道他获奖是一件好事，但他已无法用流利语言表达他内心的丰富感受以及描述他的工作对世界的意义和将来光纤发展可能对世界的更多更重要的贡献了。所以，也才有高锟太太黄美芸在12月8日的诺贝尔奖得奖人讲座中，以《古沙递捷音》（Sand from centuries past; Send future voice fast）为题，代丈夫进行获奖演说。

由于光纤的原材料玻璃是以沙粒提炼而成，故黄美芸代丈夫的演讲用了《古沙递捷音》的标题，但如果是由高锟本人来演讲是否会用这样的标题，就不得而知了。因此，由黄美芸和高锟的同事捉刀形成的演讲稿虽然也忠实地反映了高锟的成就和研究经历，但远没有本人演讲更为传神和深邃。代高锟撰写演讲稿的香港中文大学信息工程学系教授张国伟称，经过多次修改后，有信心讲辞与高锟希望表达的内容“有九成相似”，但最遗憾的是演讲没有提及光纤未来发展，“我们未能代替高锟预测未来，但假如高教授能亲自撰文的话，就应能预告光纤的发展方向。”

即使高锟的获奖是一份姗姗来迟的礼物，但如果从诺贝尔奖历史来看，高锟也算是幸运的了。由于种种原因，诺贝尔奖除了有迟到和误奖之外，还有应给予奖励但却没有奖励。例如，本应和李政道、杨振宁一起获得1957年诺贝尔物理奖的吴健雄却并没能获奖，以致让吴健雄永远都感到不公平。

与高锟相比，奥巴马的获奖和领奖与其说是一种意外，倒不如说是一种早到。这种早到既令奥巴马感到“惭愧”，又令他不愿也不能把奖金领到手，而是要全部捐献给慈善机构。尽管奥巴马表态说，他不知道自己是否做出了足以戴这个桂冠的贡献，但从实际情况来看，奥巴马对自己的获奖不仅是底气不足，而且是深感不配。所以，他在获奖演说中说，“我以深切的感激和谦卑之心接受这个荣誉。跟史上一些获此奖项的巨人相比，我的成就微不足道。”

由于知道人们并不认同其获奖，奥巴马在演说中为战争与和平的关系作了一些辨解。他认为，动用武力有时是有理的，特别是基于人道立场，以“基地”恐怖组织为例，谈判不可能叫他们放下武器，因此需要“公义之战”。这是指战争只有在符合特定条件的情况下，才是合理的：即在别无选择或自卫的情况下发动；动用武力须合乎比例；平民应尽量免受暴力伤害。

不过，奥巴马提出的战争与和平的观念是否能为世界所接受还有待观察。也许诺贝尔奖评委会只是把奥巴马作为一种改革该奖项的最好道具和示范者，也就是要提前给予一个认可，希望获奖者照着评委会认可的方向和内容去努力。这实际上是给奥巴马套上一个笼子或画出一个圈子，希望他不要走出或逾越笼子和圈子，按照和平奖所定义的内容去想去说去做。

如果在未来奥巴马的言行并没有按照这份桂冠所指引的方向去做，没有实现和平奖所规定的要义，那么，奥巴马和诺贝尔和平奖评委会也将沦为千夫所指。所以，奥巴马的获奖从某种意义上来讲比实至名归的获奖更难受。奥巴马今后更主要的工作是要解开诺贝尔奖评委会给他下的套。这实在是一个不轻松的任务。不过，诺贝尔奖评委会这次颁奖的改革也是在冒险。但是，如果能成功，这何尝不是诺贝尔奖的一种模式，从实至名归到先赊后还。

不过，无论诺贝尔奖对高锟的迟到还是对于奥巴马的早到，也都有一个共同点，他们都没有想到会获奖，而且高锟的妻子还因高锟的研发工作不能照顾家庭而嘲讽他，“那你就可得诺贝尔奖了”。

全身心地投入自己的工作，并坚信自己的工作对个人和社会都有益处，这是所有获奖者的初衷，也是他们能获奖的重要原因。正如老子所言，以其无私，故能成其私。

第十三章

孩子不只是“上帝的礼物”

这意味着，“孩子是上帝的礼物”这俗语意义的瓦解，
因为，通过科学和技术，
人类也能担当“上帝的角色”，为不孕不育患者送来孩子。

2010年10月4日，瑞典卡罗琳医学院诺贝尔生理学或医学奖评委会宣布，将2010年诺贝尔生理学或医学奖授予英国生理学家罗伯特·爱德华兹，以表彰他在体外授精技术领域做出的开创性贡献。这意味着，“孩子是上帝的礼物”这俗语意义的瓦解，因为，通过科学和技术，人类也能担当“上帝的角色”，为不孕不育患者送来孩子。

人工生殖技术获得2010年的诺贝尔生理学或医学奖也意味着人工生殖技术得到了世界科学界的认同和赞誉，但同时也出现了质疑的声音。

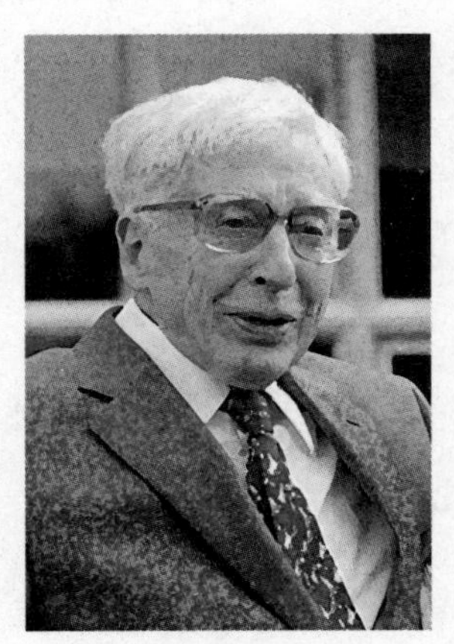

罗伯特·爱德华兹

体外授精成效显著

在人类的自然生殖中，约有10%的夫妇不能正常孕育后代，而单纯的药物治疗对众多不孕不育症夫妇的疗效又非常有限，于是他们和其家庭渴望孩子的需求推动了人工生殖技术的发生和发展，爱德华兹就是这一技术的先驱。

人工生殖的先驱

爱德华兹最先开启的人工生殖技术称为体外授精（IVF），通俗的说法即“试管婴儿”。这一技术的方法是，把不孕夫妇的精子和卵子取出来，放到试管中进行授精，经过4-5天的孕育形成胚胎，再把这样的胚胎植入妻子的子宫中孕育，最后分娩出婴儿。实际上，这只是一种很单纯的做法。

爱德华兹1925年生于英国曼彻斯特。第二次世界大战后，他先后在威尔士大学和爱丁堡大学学习生物学，并于1955年获得博士学位。1958年，他开始在英国国家医学研究中心工作，并开始了他对人体受孕过程的研究。其实，爱德华兹的研究和成就是与妇科专家帕特里克·斯特普托共享的，但由于后者已去世，按诺贝尔遗嘱的规定，斯特普托遗憾地未能与爱德华兹共享今年的诺贝尔医学奖。

20世纪60年代，爱德华兹与帕特里克·斯特普托共同建立了世界上第一个体外授精研究中心。他们共同研究的杰出而惊人的成果是，1978年7月25日，世界上第一个试管婴儿、重2700克的健康女婴路易丝·布朗降临人世。这一成就在当时可谓惊世骇俗，但从医学和技术的角度看，又是一种必然。

为了解除不孕不育患者的痛苦，爱德华兹潜心研究人类生殖细胞精子和卵子结合的奥秘，如果能在体外模仿人类精子卵子结合的方式，就可以利用体外授精治疗不育。通过研究，爱德华兹获得了一系列重大发现，如激素怎样调节卵子成熟，卵子如何发育成熟，卵子何时容易授精，精子在怎样的条件下激活并具备使卵子授精的能力。早在布朗降临人世的10 年前（1968），爱德华兹就首次成功地实现了人类卵子的体外授精。

但是，由于并不符合人类自然生殖中的精子与卵子结合的过程和胚胎发育的环境，在体外发育成熟的卵子结合后，只分裂一次就停止了发育。于是，爱德华兹的思路转到利用成熟的卵子上，因为成熟的卵子更容易授精和发育。但是，如何安全有效地提取成熟的卵子则是一个大难题。这时，爱德华兹发现妇科专家斯特普托擅长于用腹腔镜技术观察排卵，也许这一技术能适时找到成熟的卵子并提取出来。于是，这启动了两人的合作。

后来，两人用激素来刺激不育女性的卵巢，提取出相对成熟的卵子并进行体外授精。这一尝试果然让授精卵突破了1次分裂的局限，发育成8个细胞的早期胚胎。但是，他们的研究受到了资金的限制。在他们的研究快要中断之时，幸运的是，一笔私人资金资助了他们的研究，使得他们可以尝试把胚胎移植到女性子宫继续孕育。在愈百次失败后，胚胎终于能够正常发育。

爱德华兹和斯特普托首次对人进行实验性治疗是在一位叫做莱斯莉·布朗的身上进行的，后者因为输卵管异常而不能自然受孕。爱德华兹和斯特普托提取了她的卵子，将卵子放入有培养液的试管中与其丈夫约翰·布朗的精子结合，结果发育成8个细胞的胚胎。这个胚胎又移植到莱斯莉子宫内孕育。

经过正常的足月发育后，1978年7月25日23时47分，世界上第一例试管婴儿路易丝·布朗诞生于人世。

人工生殖技术的发展

世界上第一例试管婴儿路易丝·布朗已长大成人并结婚，还以自然的方式做了母亲。同时，人工生殖技术也让世界上约400万人诞生，让许多不孕不育家庭获得了欢乐。从这个意义上来讲，人工生殖技术意义非凡。正如爱德华兹和斯特普托1980年在英国剑桥建立的世界首家提供试管婴儿服务的伯恩霍尔生殖医学中心首席执行官迈克·麦克纳米所说，爱德华兹是这一领域最伟大的科学家之一，他的研究成果改变了数百万人的生活。

自爱德华兹和斯特普托的试管婴儿技术之后，人工生殖技术在今天有了长足的发展。今天人工生殖技术已发展为典型的三种方式。一是体外授精和胚胎移植，二是卵子胞浆内单精子注射（ICSI），三是胚胎移植前基因诊断。过去曾把这三种技术说成是三代人工生殖技术，但这显然是不准确的。

第一种方式当然就是爱德华兹和斯特普托首创的。而卵子胞浆内单精子注射则比较复杂一些。卵子胞浆内单精子注射是于1992年比利时的医生首先成功进行的。这种技术也称为显微授精，属于试管婴儿的高端技术，其优势在于只要能提取一个精子，就有可能治疗男性不育，特别适合于少精症和精子质量不佳的男子。常规的体外授精和胚胎移植需要男性提供足够数量的高质量精子，但ICSI突破了这一限制，而且使卵子授精率明显提高到50%~60%，有的达到70%或更高。同时，ICSI婴儿和普通试管婴儿出生缺陷率并无差别。但理论上ICSC有可能将一些影响男性生育的异常染色体、变异基因或其他遗传缺陷传给下一代。迄今，全球9万多例患者接受了ICSI治疗，有3万多例成功。中国广州中山医科大学附属医院最早开展这项治疗，并于1996年首获成功。

胚胎移植（胚胎着床）前基因诊断是指对授精前的卵子或者移植前的胚胎进行整个染色体或某一个基因的诊断，目的在于避免由于疾病或先天缺陷而造成的妊娠终止和避免携带遗传病或不健康的婴儿诞生。但是，这一技术是建立在试管婴儿技术之上的，是要通过后者来获取卵子和胚胎并进行检查。

第一个胚胎移植前基因诊断的试管婴儿是于1992年出生的。胚胎移植前基因诊断适用于两种情况。一是有高风险遗传病和先天缺陷的夫妇。这些人一般没有不孕问题，只有遗传缺陷。而遗传缺陷婴儿大约占整个出生婴儿的5%，许多是与家族有关，如镰状细胞贫血、囊性纤维症、地中海贫血症、唐氏综合征（先天愚性）、肌肉萎缩症、神经纤维瘤病、血友病或者其他出血性病症、精神发育迟滞、神经管畸形、自主神经障碍等。胚胎移植前基因诊断的目的就是要选择健康的胚胎，只移植那些染色体正常或基因正常的胚胎，让健康的孩子出生，避免遗传缺陷传到下一代。

二是胚胎移植前基因诊断可适用于接受试管婴儿治疗的特殊患者，包括年龄偏大者、习惯流产史或胚胎不能着床者。她们都是胚胎移植前基因诊断的适用者。这些患者因种种种原因会增加治疗不育的难度。而胚胎移植前基因诊断可以筛选那些染色体异常的胚胎，从而移植染色体正常的胚胎来增加怀孕的几率。

胚胎移植前基因诊断主要是胚胎的活检和诊断。胚胎的活检是指将卵子的两个极体或者胚胎的其中一个卵裂球在显微镜下分离出来。然后，卵子继续授精，胚胎继续培养。而分离得到的卵裂球通过其他技术进行诊断来确定是否正常。如正常则继续孕育，不正常则重新选择正常的胚胎。

胚胎诊断方法有两种，一种是原位杂交法，主要用来检查染色体为非整倍体的胚胎和某些染色体的异常；另一种就是多聚酶链反应（PCR）技术，主要是用来检测某些基因的异常。因此，通过胚胎移植前基因诊断可以获得健康和聪明的后代，可以说这是一个优生优育的高科技手段。

人类该不该扮演上帝的角色？

人类的生殖一直被视为有自然规律在操控，而且，能否获得一个孩子在西方人心目中也是上帝的安排。所以，早在爱德华兹和斯特普托进行试管婴儿试验时，就产生了激烈争论，有人直率地质疑，人类是否可以扮演上帝的角色？

在争论十分激烈之时，也使得当时英国医学研究委员会停止了对爱德华兹和斯特普托研究项目的资助。而在第一例试管婴儿路易丝·布朗诞生后，反对者便认为，这种技术有违人类的自然生殖，可能会创造出畸形人或像弗兰肯斯坦一样的怪物。

当然，这种怀疑已被今天人工妊娠孩子的成长所消除。因为多年的跟踪研究表明，通过体外授精技术出生的孩子在健康方面和自然受孕的孩子没有任何区别。而且，世界上第一例试管婴儿路易丝·布朗也是结婚后通过自然妊娠的方式有了自己的孩子。这更是证明人工妊娠与自然生殖几乎是一样的实例。

当初，人工生殖技术（包括体外授精，俗称试管婴儿在内的种种人工生殖技术）曾遭遇激烈的争论甚至反对，不少人担心人工生殖技术将培育出弗兰肯斯坦那样的科学怪物或畸形人。而且，也有很多人认为，人不能扮演“上帝”的角色，因为孩子是“上帝的礼物”，否则就会打开潘多拉的魔盒。然而，今天爱德华兹的获奖（斯特普托因去世而未能共同获奖）似乎让一切争论尘埃落地，而且也是人类从科学层面对该项技术成果的最高评价，并显示了科学造福于人类的最大成就。因为，人工生殖技术不只是治疗不育症的“现代医学发展的里程碑”，而且为治疗癌症、胚胎干细胞研究等提供了线索和方向。

不过，爱德华兹的获奖也许不会让人类关于人工生殖技术的争论烟消云散，而且还将继续下去，甚至暗流涌动。因为，这项技术在不断发展，人类对这项技术的应用也在不断扩大范围，甚至不断创新，因而必然会引发和产生新的问题，其本质就是技术的应用与社会是否接受。这个问题的背后则是更为核心的问题，如何让科学技术只荫庇和护佑人而不是损伤和危害人。

有些反对者提出了一种预言，人工生殖技术将打开潘多拉的魔盒，让人永世不得安宁。

这个预言也许并非没有道理。首先在于，如果人工生殖技术只使用夫妻的生殖细胞精子和卵子则相对会简单一些。但是，今天的人工生殖技术有着多种极其复杂的组合和方式。例如，使用丈夫的精子但用第三者的卵子，使用妻子的卵子但用第三者的精子，或者精子和卵子都使用第三者的。这就会导致夫妻和家庭伦理争论以及财产的争夺，也为后代的亲权所属留下了无尽的麻烦。另一方面，由于人工生殖技术的广泛运用，又催生了生殖细胞巨大的买卖市场，同时在今天还催生了代孕母亲。这也给管理带来极大的麻烦。

再从人工生殖技术的发展角度看，也有许多问题。胚胎移植前基因诊断为种种人类的选择创造了条件，例如，可以选择后代的性别（早在1967年英国研究人员就用胚胎移植前基因诊断鉴别动物胚胎的性别，到后来可以诊断人胚胎的性别），还可以选择后代的种族、肤色，甚至智商，也就是说，理论上存在选择超人的可能。

当然，人工生殖技术的发展更让人困惑的是克隆人，即生殖性克隆。毫无疑问，克隆人也属于人工生殖技术，甚至是未来人工生殖技术不可或缺的组成部分。既然试管婴儿是帮助不育患者获得天伦之乐，解除他们没有孩子的痛苦和创伤，那么，克隆技术同样可以帮助那些因种种原因而失去孩子的家庭。因为，人们最能接受的一种克隆人的理由是把失去的孩子找回来，即还给中年丧子的人一个模一样的孩子，而重新生一个孩子不会是原来那个孩子。

最后，人工生殖技术也有自身的缺点。例如，一些不孕基因的组成成分源于男性，与精子的生成有关。由于基因的影响，这部分男人不能通过自然授精孕育下一代，如果以人工生殖方式帮助不能自然不育的人孕育后代，他们的不孕基因也有可能遗传给下一代。而且，随着越来越多不孕夫妻以人工生殖的方式生育后代，不孕夫妻的后代将逐渐和正常夫妻的后代持平，不育基因也因此会普遍存在于下一代中。

未来如果人类对人工生殖技术加以妥善管理的话，是可以避免上述种种人工生殖技术的麻烦的。不过，也存在另一种结果，即克隆人也会在未来像今天人们接受并肯定试管婴儿一样为社会所接受。

尽管有人质疑爱德华兹的试管婴儿技术，但爱德华兹的妻子露丝·爱德华兹代表全家表示，“对于爱德华兹因发明体外授精技术而获得诺贝尔医学奖，全家都感到激动和欣喜。他对研究非常执着和坚定，尽管过去遭到一些反对，但仍完成了这项先驱性的工作，并因此改变了世界上许多人的生活。”

如果说宗教观念有些偏颇和极端，并不可能得到人们认同的话，那么，从人工生殖技术的发展来看，争论也将持续下去。

今天人工生殖技术已发展为体外授精和胚胎移植、卵子胞浆内单精子注射和胚胎移植前基因诊断。治疗不育的人工妊娠无论是用新鲜的生殖细胞还是冷冻的生殖细胞，都离不开这三种方式，或单一使用或结合使用。比如，用冷冻精子人工妊娠就可以先用卵子胞浆内单精子注射使卵子在体外授精，然后再把试管中培养的胚胎移植到子宫中孕育。

而且，胚胎植入前基因诊断（PGD）和胚胎植入前普查（PGS）又成为今天人工生殖技术的最高境界，并受到人们最大的青睐。原因在于，这两类相似的技术不仅能帮助不育夫妇获得自己的孩子，享受天伦之乐，而且可以利用它来有选择地挑选后代，包括后代的性别和健康聪明的后代。

于是，人工生殖技术将来就有可能顺理成章地发展为多种选项和可能。例如，人工生殖技术可以与性爱和家庭脱离，只是用来生育。今天，代孕母亲在不少国家出现已经是一种事实。这种情况当然是以治疗不育的名义进行的，但是，其中不乏一些因种种原因不愿自己生育的人利用这项技术。

同时，人工生殖技术也可能发展到设计婴儿和“超人”。因为，胚胎植入前基因诊断将可能让一些家庭自由地选择孩子的性别、肤色甚至智商。于是，优生学将会向更自由和深远的方向发展。人工生殖技术当然也有隐忧。例如，一些不孕基因的组成成分源于男性，与精子的生成有关。由于基因的影响，这部分男人不能通过自然授精孕育下一代，如果以人工生殖方式帮助不能自然不育的人孕育后代，他们的不孕基因也有可能遗传给下一代。而且，随着越来越多不孕夫妻以人工生殖的方式生育后代，不孕夫妻的后代将逐渐和正常夫妻的后代持平，不育基因也因此会普遍存在于下一代中。

当然，人工生殖技术还包括另一个更为尖端但又是更为尖锐的问题，人类是否同意克隆人。毫无疑问，克隆人也属于人工生殖技术，甚至是未来人工生殖技术不可或缺的组成部分，即生殖性克隆。既然试管婴儿是帮助不育患者获得天伦之乐，解除他们没有孩子的痛苦和创伤，那么，克隆技术同样可以帮助那些因种种原因而失去孩子的家庭。因为，人们最能接受的一种克隆人的理由是把失去的孩子找回来，即还给中年丧子的人一个模一样的孩子，而重新生一个孩子不会是原来那个孩子。

然而，如果相信人类社会的管理和科学的纠错能力，将来也许上述种种问题会得到解决，但是可能有两种结局。例如，一是克隆人也会在未来像今天人们接受并肯定试管婴儿一样为社会所接受。另一种结局就是，通过社会的契约和管理，严格禁止诸如克隆人这样的人工生殖技术。

在“试管婴儿之父”获得2010年诺贝尔生理学或医学奖之际，重温美国学者威廉·贝克的评论仍然具有重要意义。人工生殖技术“不是对自然生殖过程的革命，而是治愈疾病的手段”。

试管婴儿的数量和质量

1978年7月25日年是世界上第一个试管婴儿布朗·路易丝诞生的日子，中国第一例试管婴儿也于1988年3月10日在北京医科大学第三附属医院诞生。如今，35年过去了，布朗已是一个男孩的母亲。世界上已经有30多个国家共20多万名试管婴儿诞生，而且他们中的一部分人已经长大成人。而且每年每月还有大批试管婴儿出世。尽管试管婴儿技术从诞生到现在都饱受争议，并且并没有因为爱德华兹于2010年获得诺贝尔生理学或医学奖而平息，但是这项技术对人类社会的贡献仍然被视为是巨大的。

试管婴儿已有500万之多

一项技术如果没有人们的需要和社会的支持是得不到发展的。如今，试管婴儿的数量之多恰恰反映了人们和社会的巨大需求。

2013年10月12日至17日，国际生育力学会联合会与美国生殖医学学会年会在美国波士顿举行。在这个会议上，国际辅助生育技术监控委员会发表报告指出，现在全球的试管婴儿已经超过500万，这个数量与黎巴嫩与爱尔兰等国家的人口相当。因此，仅从数字来看，这是一个伟大的医学成就。

国际辅助生育技术监控委员会的研究人员的研究显示，在1990年时，全球还只有大约9.5万名试管婴儿，但是到2000年已增加到接近100万，到2007年则增加到250万。从2007年到现，试管婴儿技术又为全世界增添了约250万人。这也说明，以试管婴儿为代表的体外授精技术已经成为不育治疗的主流选择。

中国的试管婴儿技术落后世界10年。1988年3月，中国大陆首例试管婴儿“萌珠”在北京大学第三医院诞生。同年6月，中国首例供胚移植试管婴儿“罗优群”在中信湘雅医院诞生。现在，中国试管婴儿数量有多少没有一个准确的统计。中国卫生部曾统计，1988年~2004年，中国大陆约有1万多例试管婴儿出生。但到2010年，仅位于湖南的一家试管婴儿机构——中信湘雅生殖与遗传专科医院就完成了试管婴儿手术1.3万例，2011年，这一数字上升到1.8万例。

到2009年，中国每个省都建立了生殖中心，有资质做试管婴儿技术的机构有138家。因此，保守估计，中国的试管婴儿也已接近10万。

试管婴儿的增多意味着试管婴儿技术的发展和成熟。由爱德华兹发明的体外授精–胚胎移植(IVF–ET)技术通常被称为试管婴儿第一代技术（第一代试管婴儿），即把精子和卵子放在同一个培养基中，让它们自然结合，形成“常规授精”。此后，直接把一个精子注射到卵子的胞浆内的单精子卵子胞浆内注射（ICSI）技术则是第二代试管婴儿技术；胚胎移植前遗传学诊断（PGD）技术是第三代试管婴儿技术，目的是确保存在单基因遗传隐患的不孕夫妇生下健康的婴儿。

不过，试管婴儿技术还在向前发展，现在，已经对第三代试管婴儿技术加以了改进，即通过全基因组测序技术对人工授精的胚胎进行植入前遗传学筛查（PGS），这是一种对单个胚胎细胞进行的植入前遗传学筛查，目的是增加高龄妇女、反复胚胎植入失败、习惯性流产等不孕不育夫妇的妊娠率，降低流产的风险。无论是胚胎移植前遗传学诊断（PGD）还是胚胎植入前遗传学筛查（PGS），都是对体外授精和卵子胞浆内单精子注射授精成功的胚胎在3天后进行胚胎活检。

现在，另一种试管婴儿可以称为第四代试管婴儿，指的是一父两母（3P）婴儿，就是含有二位母亲和一位父亲遗传物质的孩子，两位母亲的一位提供线粒体DNA，另一位提供细胞核DNA。线粒体是细胞质中的一种细胞器，拥有自己的遗传物质，并且只通过母亲遗传。但是，由于一些人的线粒体DNA天生有缺陷，会导致产下的孩子患有与线粒体缺陷有关的遗传病，如肌肉无力、肠道功能紊乱和心脏病等，为了让不育家庭获得健康孩子，需要健康女性提供线粒体DNA。

试管婴儿与自然孕育的孩子一样吗?

试管婴儿诞生以来面临的一个最大问题是，人们担心他们是否与自然孕育的孩子一样健康和正常，这种正常包括体质、智商、情商。为此，研究人员做了大量的对比研究。

欧盟2003年公布的跟踪调查报告显示，试管婴儿和自然孕育出生的孩子一样健康，在身体、智力、心理发育及社交能力等方面都很正常。美国2009年的一项较大规模的研究也得出了和欧盟一样的结论，试管婴儿和自然孕育的孩子并无实质性差异，他们在成长过程和成人后与其他人一样有不错的工作和正常的家庭生活。世界上第一个试管婴儿路易斯·布朗于2004年9月4日与韦斯利·姆林德喜结连理。婚后，布朗未借助任何科学手段而自然怀孕，于2006年12月20日生下一名健康男孩。这本身就说明试管婴儿与自然孕育的孩子成人后没有任何差异。

不过，随着近年来研究的深入和扩大，试管婴儿的一些问题逐渐被人们广泛关注。

2006年美国旧金山加州大学的玛丽·克劳盖恩对2000名通过人工授精产下试管婴儿的女性和2000名自然怀孕分娩的女性进行了跟踪对比调查。结果发现，通过人工授精怀孕后的女性出现更多的并发症，如早产、惊厥、难产和剖腹产。她们所生子女的体重也比自然孕育出生的婴儿轻20%以上。

2006年7月，英国伦敦一家医院的医护人员报道称，自闭症在一般人群中的发病率是0.39%，而在试管婴儿中患病的风险高达1.56%，是普通人的4倍。同时，他们患白血病和脑肿瘤的几率也高得多，影响听觉和视觉的疾病状况更是比普通人高出2倍。

芬兰研究人员赖娅·克莱米蒂（ReijaKlemetti）在2006年11月5日的《儿科学》杂志发表论文称，对人工授精生产的4559例婴儿与19万名自然孕产的婴儿作为对照研究发现，人工授精所产婴儿的健康状况较差，4岁前患精神疾病的比例均高于正常儿童。

2008年美国疾病控制预防中心的流行病专家杰里塔·里夫惠斯（Jennita Reefhuis）等人在《人类生殖》期刊上发表文章称，试管婴儿存在先天缺陷的可能性是普通婴儿的2~4倍。例如，试管婴儿发生先天心脏缺陷的可能性是正常婴儿的2~3倍、天生唇裂的风险是普通婴儿的2倍，先天肠胃缺陷的风险是普通婴儿的4倍。

2010年7月美国《儿科学》杂志发表的瑞典一项大规模研究结果显示，试管婴儿早期罹患癌症的危险比正常儿童高42%。瑞典隆德大学的本格特卡伦等人分析了26000多名试管婴儿的资料，并与其癌症诊断记录进行对比研究。结果发现，53个孩子（从很小年龄到19岁）罹患癌症，比预期的38例癌症高出15例。这些癌症包括，白血病、眼睛和神经系统肿瘤、实体肿瘤和6例朗格汉斯组织细胞增多症(LCH)。即使排除良性肿瘤的可能，试管婴儿的癌症发病率也仍然高出自然孕育婴儿34%。另外，在这53名癌症患儿中，有7人同时还存在其他与癌症关系密切的健康问题，如先天畸形和唐氏综合征等。

2012年澳大利亚阿德莱德大学一项涵盖了30万名婴儿的研究显示，ICSI技术可能导致出生缺陷的风险加倍。通ICSI技术产下的婴儿中有1/10出现了某种形式的异常。不过，研究人员并不能确定是ICSI技术所导致，还是精子本身的质量导致了这些缺陷。

所有这些研究都表明，试管婴儿似乎比自然孕育的孩子具有患更多疾病的更高风险，事实真的是如此吗？从试管婴儿和自然孕育的孩子患癌症和自闭症的患病率比较可以获得一些答案。

试管婴儿患癌风险未必高

对于试管婴儿是否更具患癌风险的问题，瑞典隆德大学的本格特卡伦也承认，试管婴儿患癌危险性高可能与人工授精过程本身无关，更可能跟不孕女性有关，即与不孕不育本身有关，或由早产、婴儿低出生体重等出生并发症造成的。

现在，一项新的研究证明，试管婴儿罹患癌症的风险并不比自然孕育的孩子高。英国伦敦大学学院阿拉斯泰尔·萨特克利夫（Alastair G. Sutcliffe）等人在2013年11月7日的《新英格兰医学》杂志上发表的一项新研究表明，试管婴儿这种辅助生育技术并不会增加儿童的总体患癌风险。

研究人员调查了1992年至2008年间利用试管婴儿技术出生的10万多名英国儿童，并与英国全国儿童肿瘤数据库中的数据进行比较，结果发现，试管婴儿罹患白血病、神经母细胞瘤、视网膜母细胞瘤、中枢神经系统肿瘤、肾或生殖细胞肿瘤等常见儿童癌症的风险，与自然受孕出生的儿童相比没有不同。

不过，研究人员确实发现试管婴儿罹患肝母细胞瘤与横纹肌肉瘤的风险略有增高。然而，这两种肿瘤是比较罕见的儿童肿瘤，如果以绝对风险来看，试管婴儿患这两种肿瘤的概率仍然很小。例如，每100万名试管婴儿中可能只有 6 人会患肝母细胞瘤。研究人员同时承认，他们并不清楚试管婴儿患这两种肿瘤略微增加的风险到底是因试管婴儿技术，或低出生体重、父母不孕等因素导致的，还是概率问题。

显然，萨特克利夫等人的研究针对的是2010年瑞典隆德大学的本格特卡伦等人的研究。但是，后者的研究样本只有26000多名试管婴儿，而萨特克利夫等人的研究样本有10万多名儿童。从样本数量来看，萨特克利夫等人的研究是本格特卡伦等人的研究的4倍，因此结论更可信。

而且，一些研究还发现，与自然受孕婴儿相比，试管婴儿在3岁之后患癌症的危险会呈下降趋势。所以，萨特克利夫等人表示，未来 5 年他们还将继续跟踪这些孩子，看看孩子长大一点后患癌的概率是增高还是减少，因而会使研究更有说服力。不过，现在的结果也足以打消人们的疑虑，尤其是那些有试管婴儿的家庭和准备用试管婴儿技术获得后代的家庭。

试管婴儿患自闭症的风险略有增高

试管婴儿易患自闭症主要与第二代试管婴儿技术的卵子胞浆内单精子注射技术(ICSI)有关，而且英国人类生育与胚胎学管理局(HFEA)的负责人丽莎·雅丹最近指出，ICSI技术使用得太过频繁，使得通过该技术出生的男婴很可能会具有较低的精子数量。

现在，人们喜欢选择ICSI技术的原因是，它在操作和程序上较为简易，而且它比标准的试管婴儿（IVF）技术成功率更高，前者的成功率约为30%，后者的成功率约为25%。在英国，不育夫妇中有半数选择了该技术，在北美和欧洲这一比例则高达90%到95%。但是，如此大范围地使用该技术却令人担忧。

这种担心确实是有理由的。伦敦国王学院伦敦精神病学研究所的斯文·山丁（Sven Sandin）等人发表在2013年7月3日的《美国医学会杂志》

上的一篇论文指出，ICSI技术与儿童智力障碍和自闭症风险增加有关。在这项研究中，研究人员分析了从1982年至2007年超过250万孩子的出生记录，并随访这些孩子是否被临床诊断为自闭症或智障，该随访持续到2009年。在这250多万儿童中有1.2%（30959）人是通过IVF技术出生的；在6959名诊断为自闭症的儿童中，有103人通过IVF技术出生；在15830个诊断为智障的儿童中，有180人通过IVF技术出生。

不过，山丁在解释他们的研究结果时称，把多个IVF治疗联合到一起观察时，并未发现自闭症整体风险增加，但是智障风险小幅增加。当把不同的IVF治疗分开观察时，发现传统的IVF是安全的，但是当IVF涉及ICSI时，儿童智障和自闭症风险都增加了。

是什么原因导致了ICSI技术产生的后代增加了智障和自闭症风险呢？山丁表示，在他们的这项研究范围内，不可能确定ICSI技术与该项技术产生的后代智障和自闭症风险增加相关联的确切机制。而英国人类生育与胚胎学管理局的雅丹也表示尚不能确认ICSI技术产生的男婴在成年后产生生殖问题的原因。在雅丹的研究中，受治者全部都是因为男性不育症而选择ICSI技术。从遗传的角度来说，孩子的父亲在生育上有障碍，那么孩子也有可能只是因为遗传而导致未来生育能力有别于正常人，而不是因为ICSI技术的原因。研究人员或许在今后进行深入研究才能解开其中的奥秘。

但是，雅丹的研究情况或许能提供一些线索，也许人类还真的并不了解自然生殖的规律和奥秘。因为，既然是男性不育而采用ICSI技术，那么医生是很容易采用精细的玻璃针获取一个精子并将其直接注射到卵细胞中。这个过程就是对自然生殖过程的模仿，但却是一种改进，甚至是一种革命，因为这一技术妨碍了精子的竞争。

在自然生殖中，成千上亿的精子需要竞争才有一两个优秀的精子冲破坚难险阻与卵子结合，从而授精成功并孕育为胎儿。所以，每位经过自然生殖过程诞生的生命都是千万分之一的佼佼者，其父本的精子来源当然也是亿中挑一的成功者，这样的生命是通过了自然选择和竞争的优秀者，所以强健、优秀和出类拔萃。

然而，ICSI技术只是随机选取了一个精子与卵子结合，显然违背了自然状态下的“竞争上岗”的原则。由于没有竞争，也不是自然状态下优选的，形成胚胎并成长起来后出现问题也是一种必然。

3P婴儿也有较大风险

显然，从上述研究结果来看，第一代试管婴儿的风险不大，但是，第二代（ICSI孕育的后代）风险较大。最近，一项新的研究又指出，第四代试管婴儿（一父两母、3P婴儿）也面临较大的风险。

3P婴儿的原理是，用捐赠者卵子中健康的线粒体来替换母体有缺陷的线粒体，因此这样的试管婴儿拥有两位母亲的遗传物质，一是线粒体DNA，另一是细胞核DNA，但以后者为主，所以婴儿将获得来自母亲、父亲和第二位母亲（女性）线粒体的遗传信息。不过，这也意味着线粒体DNA与来自双亲的细胞核DNA或许会出现不匹配的问题，两者之间存在相互作用。

英国谢菲尔德大学的克劳斯·赖因哈特（Klaus Reinhardt）等人在2013年9月20日的美国《科学》杂志上发表的文章称，英国在线粒体置换（3P婴儿）领域处于世界领先地位，但是DNA的混合有可能带来危害严重的不良反应。他们对果蝇的研究表明，细胞核和线粒体遗传信息的不匹配可能对后代的生育、学习和行为产生影响。尽管这只是对动物的研究，但赖因哈特指出，在此之前把用正常线粒体取代缺陷线粒体以孕育后代的方式比喻为更换摄像机的电池有点过于简单化。

但是，英国人类授精与胚胎管理局受命对线粒体置换技术的安全性进行评估的专家小组却认为线粒体DNA与细胞核DNA出现不匹配的风险是微不足道的。该小组的罗宾·巴杰（Robin Lovell-Badge）教授认为，人类拥有多种线粒体DNA和细胞核DNA，因此任何不匹配的影响都将是表面上的。正在研究线粒体置换疗法的英国纽卡斯尔大学的道·特恩布尔（Doug Turnbull）教授也认为，虽我在线粒体DNA和细胞核DNA的不匹配是一种潜在风险，但是它的风险程度并不像赖因哈特等人描述的那样。

不过，研究人员认为，应当进一步对3P婴儿进行安全检测，而且长期追踪调查也是非常重要的。面对可能利用这项技术孕育后代的不孕不育夫妇，也需要让他们认真考虑其所要面临的风险和好处。

看来，随着技术的发展和越来越多的试管婴儿的诞生，试管婴儿产生的问题也会越来越多。不过，人工生殖技术孕育的孩子出现种种问题其实反映的是，人类对自然生殖过程了解并不够，也不深入，因而无法完全仿效自然。未来只有更加深入地了解自然生殖的过程和规律，让人工生殖更贴近自然生殖，更符合演化的自然选择原则，人工生殖产生的后代才会更为健康和优秀。

试管婴儿成功率为何低？

1977年冬，英国医生鲍勃·爱德华兹对一对不育夫妇约翰·布朗和莱斯莉进行人工授精（IVF）治疗，成功地从莱斯莉体内取出卵子，并与布朗的精子在有培养液的器皿中混合授精，然后将生成的5个胚囊植入莱斯莉的子宫。1978年7月25日夜，莱斯莉通过剖腹产顺利生下路易丝·布朗，也即世界上第一个试管婴儿。

2004年9月，路易丝和36岁的丈夫、银行保安员卫斯里·穆林德结婚。现在27岁的路易丝·布朗是一名船运公司的行政助理。现在通过自然方式路易丝已经怀孕，孕产期在2007年1月。自路易丝出世以来，世界上已经有数以百万计的试管婴儿诞生。因而这一方法也被认为是给不育夫妇带来天伦之乐和延续后代的有效工具。

但是，人们忽略了的一个事实是，IVF的成功率最多不超过37%，因此这种方法治疗不育成功率是较低的。而且，由于成功率低，为了保险，治疗时会多植入子宫几个胚胎，造成人工授精的多胞胎明显增加，这也会给母亲和胎儿带来危险。那么所有这一切的原因何在？

过去的研究列举了一些原因。女性年龄、卵子质量以及操作技术等，都可能是人工授精成功率低的原因。但是，新的研究提供了更为有说服力的原因，不育女性的遗传因素，即基因问题是IVF成功的重要原因。美国纽约康乃尔大学的研究人员确定了一种特殊的基因变体，它能降低女性通过IVF授孕的几率。这一发现可能在未来能提高IVF的成功率，并且有效地减少IVF所造成的多胞胎问题。因为可以通过基因检测来预测IVF过程是否可能成功，并找出直接治疗的方法。

康乃尔大学的史蒂文·斯潘多费（Steven Spandorfer）等人发现，在女性全身各处都出现的一个蛋白质受体是与生殖激素孕酮结合在一起的，而孕酮对于胚胎植入子宫至关重要。

一些女性携带有一种与孕酮结合在一起的变异的蛋白质受体基因，它与正常蛋白质受体基因的不同仅在于有一个化学碱基的改变。在一组240名接受IVF治疗的女性中，约有1/6的人有一两个这种变异基因的拷贝。这组IVF治疗女性的结果是，50%的有正常受体基因的人成功怀孕，但是携带有异常基因的人则不到30%怀孕成功。

孕酮受体基因一般生产两个略为不同的蛋白质，称为PR–A 和PR–B ，而在这两者之间的平衡则控制着其他许多基因的活动。但是，变异基因制造更多的PR–B，也就会打破PR–A 和PR–B之间的平衡。由于这种平衡的被打破，最终结果是子宫内膜的某种改变，从而影响到授精卵（胚胎）的着床和孕育，导致IVF失败。

进一步的研究发现，变异基因似乎是特别地影响胚胎的植入子宫和生存，对生育其他方面的影响不存在。因为研究人员发现，在进行IVF之后，女性携带的基因类型与其不育类型、产卵数量或产生的胚胎数量之间并无相联性。主要的原因在于，如果基因不同，胚胎难以植入和植入后难以生存。

斯潘多费等人还研究了以前在动物研究中发现的与授精卵成功植入子宫及胚胎正常发育有关的三种基因。这些基因也影响到IVF的成功率。有这三种正常基因的女性92%成功怀孕，而有一个或一个以上的这三种基因变体的女性在接受IVF之后只有41%成功怀孕。

这个研究是第一次证明特殊基因是如何影响IVF的成功的。接下来的情况就是，如果要提高IVF后的怀孕率，就得先检测求治的不育女性是否有变异基因。如果有，则意味着胚胎植入和正常生长可能会有困难，解决之道就是多植入一些胚胎进入女性的子宫，但是多少合适还有待研究。过去对IVF女性正常的作法是，植入2~3个作为备份。但是，这样的方法又会产生多胎，使母亲和胎儿都面临危险。

而检测基因的最大好处是可以避免这样的多胎。如果携带有正常基因，则在IVF后只对她们植入一个胚胎已足矣。如果女性携带有变异基因，则说明植入胚胎和胚胎生长有困难，可以多用几个胚胎备份。但是，多少为好，需要以后的实践来确定。

人工生殖技术新问题

从世界上第一例试管婴儿路易丝·布朗诞生后，人工生殖技术出现了很大发展，有些人预言的人工生殖技术将打开潘多拉的魔盒也并没有成为事实，但是人工生殖技术产生的问题的确不少。

30多年来，人工生殖技术的发展经历了常规的试管婴儿（体外授精和胚胎移植）、卵子胞浆内单精子注射（ICSI），胚胎移植前基因（遗传学）诊断，再到囊胚培养、卵子和精子冷冻、卵母细胞体外成熟等，这意味着人工生殖技术的发展已超越了单纯治疗不孕、不育的范畴，步入探索生命奥秘和优生优育的更高层次。

然而，即使是这些新产生的或衍生的人工生殖技术，也有一些不太确定的因素，因而让人产生了自然的生殖更好还是人工生殖的更好的疑问。例如，胚胎植入前基因诊断可以通过对早期胚胎部分细胞进行遗传学分析和筛查，将无遗传病的胚胎移植入宫腔，有效地防止遗传病患儿的出生。但是，这样的筛选却有可能得不偿失。

胚胎移植前基因诊断包括胚胎植入前基因诊断（PGD）和胚胎植入前基因普查（PGS）。这两类相似的技术不仅能帮助不育夫妇获得自己的孩子，享受天伦之乐，而且可以利用它来有选择地挑选后代，包括后代的性别和所谓天才后代，后一点在社会伦理上也争议很大。

以PGS而言，是对发育成8个细胞的早期胚胎抽出1到2个来检测。PGS不是特异性的，因此抽查胚胎细胞是看看它们是否有染色体重组的异常。这种异常通常发生在一个染色体有部分分离，或部分重叠，也就是说染色体不是均匀地整倍地分离和组合。PGS又称染色体的非整倍性普查，就是用DNA探针来检查染色体的异常重组。如果有染色体异常，就可能导致一些先天性疾病，如唐氏综合征（先天性痴呆），这种情况可以发生在所有女性中，但大龄女性生育更容易发生。

然而，英国伦敦一个辅助生殖和产科中心的教授默罕穆德·塔拉尼西根据其在诊所进行的PGS研究提出，PGS并不敏感，或者说并不很准确。而PGS还有一些人们想像不到的负作用。因此，进行人工妊娠的夫妇在做决定前应当充分理解这项技术。

首先是，如果没有家族遗传病史而对一般的不育夫妇进行体外授精后再做PGS可能是多此一举，同时增加经济负担。因为，做一个IVF要花费5000~10000英镑，再做PGS还得加上2000英镑。

其二，做PGS可能导致不孕或人工妊娠的失败率更高。因为另一项研究发现，无论年轻还是年老，所有女性的卵子42%都有基因缺陷，如果发现胚胎有问题就弃之不用，可能会让更多的不育夫妇无法为人父母，本来人工妊娠的成功率就只有30%多，如果再做PGS，人工妊娠的成功率就会更低。

美国的一项研究同样提出了PGS的问题。加利福尼亚大学的马塞尔·塞达斯教授和劳拉·沙希安博士回顾了12项有关PGS的研究，以比较进行正常的体外授精和胚胎植入的女性和那些进行体外授精，但在植入子宫前同时还做了PGS的女性。用最严格的标准看，仅做体外授精和胚胎植入与既做体外授精又做PGS的女性所孕育的孩子几乎没有什么差别。因此他们怀疑做PGS并非是一项明智的选择，而很可能是一种错误的做法。比如，PGS会损害胚胎，或者说是在对错误的人群进行检测。

人工生殖干预自然的度

人工生殖技术的另一个问题是，它与自然生殖的边界在何方？如果过度干预自然生殖过程，会不会事倍功半，得不偿失？

尽管PGS可以选取最好的胚胎，但是这种在体外处理和操作胚胎的方式不可避免地抵消了某些好处，并带来了某些不利，因为PGS可能过分干预自然生殖过程，但胚胎却拥有巨大的自我完善和自我修复的功能。

既使胚胎有问题，一个胚胎也会有选择性地修补自身的基因缺陷。人类目前对胚胎自身的能力并不了解，比如，胚胎改组和修复自身的能力。因此PGS在排除了坏细胞的同时也排除了坏细胞向好细胞转化的机会。这个方面已经有一些很好的例证。因为在胚胎发育中，实际上一个有明显缺陷的胚胎能够持续地修复自身。

另一个问题是，抽取出来分析的细胞可能并不代表剩余的胚胎。这时对细胞的分析就是一种假设，认为胚胎所有细胞与抽取出来的细胞在遗传上都一样。在这样的假设上所做的决策和行为必然产生问题，因为一个细胞与所有胚胎很可能不一样。事实上，只局限于一个胚胎细胞的异常并不能说明其他剩余胚胎都异常，说不定后者都是健康的。如果医生碰巧抽取了这个异常（坏）的细胞做检测，就可能以偏概全而丢弃整个胚胎。

当然，如果一味地依赖人工生殖，也将面临后一代不育的问题。现在，英国每64个新生儿中就有一个是试管婴儿，而且这些试管婴儿中，双胞胎，三胞胎的比例接近四分之一。大多数情况下，不孕基因的组成成分源于男性，与精子的生成有关。由于基因的影响，这部分男人不能通过自然方式孕育下一代，如果以人工生殖方式帮助不能自然生育的人孕育后代，他们的不孕基因也有可能遗传给他们的下一代。而且，随着越来越多不孕夫妻以人工生殖的方式生育后代，不孕夫妻的后代将逐渐和正常夫妻的后代持平，不育基因也因此会普遍存在于英国的下一代中。如果这种情况不能得到控制，那么近10年内，英国每3对夫妻中将有1对夫妻面临难以生育的问题。

尽管现在还没有发现人工生殖技术孕育的后代增加了出生缺陷及遗传疾病的发生率，而且路易丝以自然方式孕育了后代也证明该项技术的安全和几乎与自然生育的孩子无差别，但是还是有一些研究结果提示，人工妊娠的孩子与自然孕育的孩子有一些差异。欧美对25项人工妊娠孩子的调查分析表明，人工妊娠的孩子即使一次只孕育一个，其早产率也比自然怀孕孕育的孩子要高两倍。而且，前者的出生缺陷和死亡率也比后者高，前者的低出生体重更为常见，需要特别的护理才有可能存活。

此外，人工生殖技术最容易产生双胞胎、三胞胎和多胞胎，这是最容易导致母婴危险的生殖情况。但是，即使是人工妊娠孕育的独子，与自然怀孕孕育的独子相比，前者的危险系数也比后者高，比如低出生体重、早产、并发症等。英国研究人员对近期146名患贝威氏综合征的婴儿调查时发现，有6人是试管婴儿出生，占4%。这种病是一种遗传病，表现为低血糖、过度生长、腹壁缺陷和肾脏畸形。患病的6名试管婴儿有三名是在标准的试管中孕育的，另三名是卵子胞浆内单精子注射孕育的。如果按统计比例，试管婴儿患此病的几率至少是自然孕育婴儿的3倍。

人工生殖技术衍生的问题

尽管爱德华兹获得了科学的最高奖励和认同，但宗教却不认同他。就在爱德华兹获奖消息公布后，梵蒂冈（罗马教廷）教宗本笃十六世新任命的圣座生命委员会主席卡拉斯科(Ignacio Carrasco de Paula)主教声称，爱德华兹的试管婴儿技术要对三种不好的行为负责。一是让人类的孕育脱离了夫妻行为；二是人的胚胎被摧毁，而生命是从精子与卵子结合开始，因此摧毁胚胎也就是杀人；三是催生了卵子和精子买卖市场。

卡拉斯科称，“没有爱德华兹，世上便没有售卖数以百万卵细胞的市场，也没有大量放满胚胎的冷冻库。在最好的情况下，那些胚胎会植入子宫内，但他们最有可能的下场却是遭弃置或死亡，这个问题要由新出炉诺贝尔医学奖得主负责。”不过，卡拉斯科随后认为，爱德华兹获奖令人理解，这位科学家不应受到低估。

如果把这一切问题都归到爱德华兹和现在长足发展的人工生殖技术身上显然是不公正的，因为这些问题只是人工生殖衍生的问题，是在使用这项技术中出现的问题，包括生殖细胞（精子和卵子）的买卖、代孕母亲的出现、促排卵药的过分应用导致多胞胎的大量出现、亲权和财产的争夺等。

尽管世界各国也出台了多项管理人工生殖技术的法规法令，如中国的《人类辅助生殖技术管理办法》、《人类辅助生殖技术规范》等，但由于管理的不严和人工生殖市场的需求非常之大，因而人工生殖技术的隐患和麻烦并不少见。

仅以精子和卵子的捐赠和买卖而言，就可能有无尽的问题。今天的人工生殖技术有着多种复杂的组合和方式。例如，使用丈夫的精子但用第三者的卵子，使用妻子的卵子但用第三者的精子，或者精子和卵子都使用第三者的。这就会导致夫妻和家庭伦理争论以及财产的争夺，也为后代的亲权所属留下了无尽的麻烦。

从伦理看，采用第三者的精子或卵子都不为东西方文化所容忍。《圣经》的《旧约·创世纪》中记载，犹大的大儿子死后没有留下后代，犹大担心他的家族断了香火和子嗣，便让小儿子欧男和嫂子结合，以养育后代。尽管欧男平日里喜欢嫂子，但要让他与嫂子同床共欢却难以做到，但是父命又难以违抗，他便想了一个权宜之计。在与嫂子交媾中快到射精时突然中止，将精液排到地上。欧男的这一举动违抗了父命，父亲将其告到了天神那里，上帝以忤逆不孝的罪名判欧男死刑。由此欧男的名字又成为英语语义学上的另一个词源，即onanism(“性交中断”)。

《圣经》为代表的西方文化的含义是，只有夫妻婚生的孩子才被视为正当的合理的，夫妻以外的任何接受他人生殖细胞的生育都难以获得认同。所以，很多人认为接受第三者的生殖细胞进行人工妊娠无异于通奸。

再从孩子的抚养、家庭关系、亲权认定和财产归属来看，利用第三者生殖细胞和代孕母亲的生育不仅会造成对后代的亲权争夺，也会产生财产争夺。

当然，人工生殖技术衍生和顺延的问题是，人类的另一种人工生殖——克隆人是否可以为社会所接受。既然试管婴儿是帮助不育患者获得天伦之乐，解除他们没有孩子的痛苦和创伤，那么，克隆技术同样可以帮助那些因种种原因而失去孩子的家庭。尽管爱德华兹曾明确表示，就目前技术而言，无法保证克隆人的安全性，在创造一个健康的克隆人之前，可能会有出现成百上千个畸形儿试验品，同时制造大量基因结构完全相同的人，可能诱发新型疾病的广泛传播。但这并不意味着克隆人不可能出现，那么，未来人类社会是否会像今天接受试管婴儿一样接受克隆人？

全球的试管婴儿第一排名

1978年7月25日，英国世界第一个试管婴儿（女）诞生

1978年10月3日，印度第一个试管婴儿（女）诞生

1979年1月14日，英国第一个男性试管婴儿诞生

1980年6月6日，澳大利亚首例试管婴儿双胞胎（龙凤胎）诞生

1979年6月23日，澳大利亚第一个试管婴儿（女）诞生

1981年10月19日，英国第一个黑白混血儿试管婴儿（女）诞生

1981年12月28日，美国第一个试管婴儿（女）诞生

1982年1月20日，希腊希腊第一个试管婴儿（女）诞生

1982年2月24日，法国第一个试管婴儿（女）诞生

1982年6月25日，英国第一个试管婴儿的母亲再度生出一名试管婴儿（女）

1982年9月22日，以色列第一个试管婴儿（女）诞生

1982年9月27日，瑞典第一个试管婴儿（女）诞生

1983年5月20日，新加坡第一个试管婴儿（男）诞生

1983年6月8日，澳大利亚首例三胞胎试管婴儿（二女一男）诞生

1984年1月16日，澳大利亚首例四胞胎试管婴儿（四男）诞生

1985年4月16日，中国台湾首例试管婴儿（男）诞生

1988年3月10日，中国大陆首例试管婴儿（女）诞生

第十四章

没有免疫就没有生命

一直以来，人们对疾病深恶痛绝，

恨不得对病原菌斩尽杀绝，

对癌症的治疗也是如此，

利用一切猛烈的手段，如放疗、化疗来全面追杀癌细胞。

但是，疾病是健康的难兄难弟，

癌细胞也是健康组织和细胞的一个硬币的两个方面。

2011年10月3日上午，瑞典卡罗琳医学院诺贝尔生理学或医学奖评审委员会宣布，将2011年诺贝尔生理学或医学奖授予美国科学家布鲁斯·博伊特勒（Bruce Beutler）、生于卢森堡的法国籍科学家朱尔斯·霍夫曼（Jules Hoffmann）以及加拿大科学家拉尔夫·斯坦曼（Ralph Steinman），以表彰他们在免疫学领域取得的研究成果。斯坦曼获得总共1000万瑞典克朗(约合146万美元)奖金的一半，而博伊特勒和霍夫曼共同分享奖金的另一半。

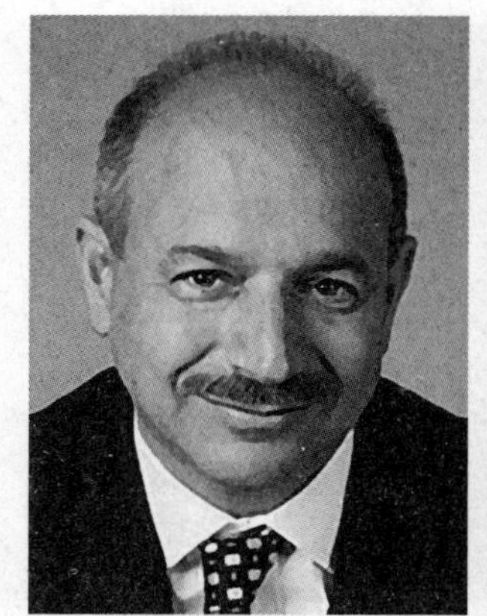

布鲁斯·博伊特勒

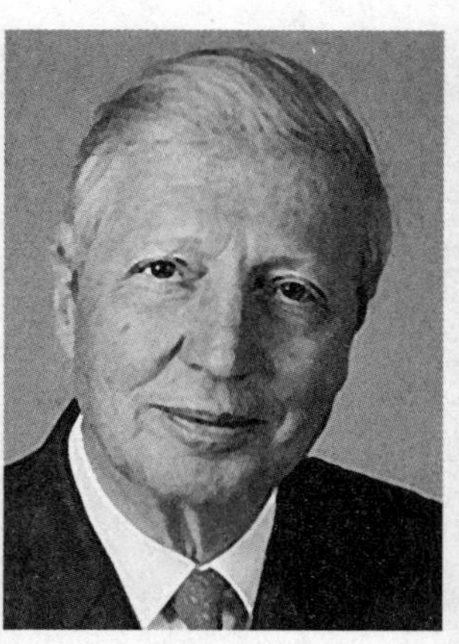

朱尔斯·霍夫曼

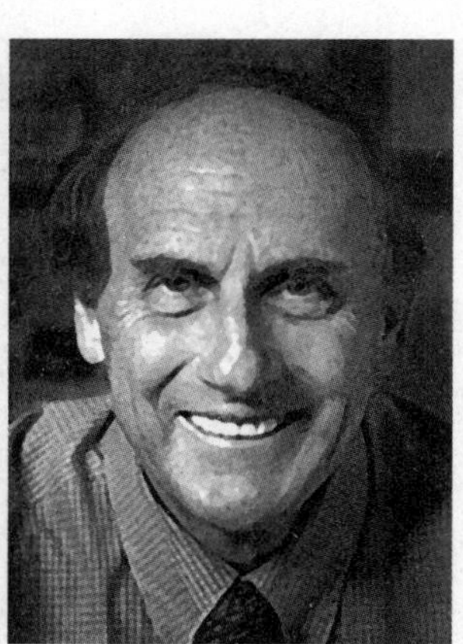

拉尔夫·斯坦曼

图片摄影均为蒙坦 (U. Montan)

对人类免疫的本质认识

博伊特勒现在供职于美国加利福尼亚州拉尤拉市的斯克利普斯研究所（TSRI），而霍夫曼在法国的斯特拉斯堡大学工作，斯坦曼任职于美国纽约市的洛克菲勒大学，遗憾的是他于2011年9月30日去世，享年68岁。

诺贝尔生理学或医学奖评委会认为，博伊特勒和霍夫曼揭示了人体天然的免疫系统，即人体的第一道抗御病原微生物的防线是如何被激活而发挥作用的。而斯坦曼的贡献在于发现了树突细胞（dendritic cell，DC）激活免疫T细胞的功能。

不同的贡献

霍夫曼出生于卢森堡，但是在法国从事医学研究，他发现一种称为Toll的基因参与了果蝇胚胎发育，同时也在构建果蝇的防御病毒和真菌的先天性免疫中扮演了关键角色。如果没有Toll基因，果蝇就会死于病菌的感染。1996年，他与其同事把这一研究结果发表于《细胞》杂志。

两年后，博伊特勒在《科学》杂志上发表了一项类似的研究结果。他的研究团队发现了另一种类似Toll基因的突变基因，称为Toll样受体(TLR)基因，它编码的蛋白称为Toll样受体蛋白，这种蛋白在小鼠天然的免疫系统中同样起着重要作用。博伊特勒也发现，这种Toll样受体能识别大多数革兰氏阴性细菌产生的脂多糖，免疫系统能对后者产生可致命的过度危险反应。这些发现显示，在遭遇病原微生物时，哺乳动物和果蝇在使用相似的分子来激活体内天生的免疫系统。这也意味着，Toll样受体是天生免疫系统的感应器，是它们启动了天生免疫反应。这也是免疫系统的第一道防线。

这些发现迅速扩大了对Toll样受体的研究，以及后来的适应性免疫研究（又称获得性免疫）。后者是免疫系统的第二道防线，这道防线会集中火力消灭已被感染的细胞和病原菌，消除它们对人体健康的威胁。斯坦曼正是在从事获得性免疫中获得了重要成果。

斯坦曼出生于加拿大，后来到美国洛克菲勒大学工作并领导该大学的免疫学和免疫疾病研究中心。获得性免疫主要是研究针对特殊病原微生物的杀伤细胞和抗体的作用。早在1973年，斯坦曼和其研究小组就在小鼠脾脏（免疫系统的组成部分）中发现了一种新类型的细胞，因其细胞膜伸出许多类似于神经细胞的树突，斯坦曼为其起命为树突细胞。后来，斯坦曼又证明这些树突细胞可以激活免疫系统的T细胞以瞄准特异的病原微生物，并且阐明了获得性免疫是如何启动的机制。

在诺贝尔奖评委会宣布今年的奖项之前，博伊特勒和霍夫曼已获得2011年邵逸夫奖中的生命科学和医学奖，他们是与美国耶鲁大学的免疫学家梅兹赫托夫（Ruslan Medzhitov）共同分享该奖项。霍夫曼还于9月22日获得法国科学界的最高奖项——法国国家科学研究中心的金奖。

免疫系统的第一道防线

Toll基因并非由霍夫曼发现，但是霍夫曼发现了Toll基因具有免疫功能。德国科学家沃尔哈德（Christiane N ü sslein–Volhard）最早发现Toll基因，并阐明其在果蝇发育中的作用，因此他成为1995年诺贝尔生理学或医学奖得主之一。沃尔哈德等人发现，该基因突变后果蝇长得很怪。有人认为之所以叫它Toll基因，是因为沃尔哈德等人当时发现它的作用后很激动，用德语大呼Das ist ja toll（太棒了）！

Toll基因编码的蛋白称为Toll受体，后来研究人员在不同的动物和人身上也发现了类似的Toll受体，称为Toll样受体（TLR）。1994年，野村（Nomura. N）等人发现，人体中也存在Toll样受体。霍夫曼发现Toll样受体在果蝇对抗真菌感染的免疫过程中起了重要作用，因为它能调控抗真菌多肽果蝇霉素（drosomycin）的合成，而果蝇霉素能让果蝇对抗真菌感染。这种抗感染的功能首先要归功于Toll样受体识别病原微生物即识别外来入侵者的能力。

越来越多的研究发现Toll样受体是一个大家族，迄今在哺乳动物及人类中已经发现的Toll样受体家族成员有13个。其中TLR1–TLR9是人类与老鼠共有，TLR10似乎只在人类中有功能，而TLR11–TLR13为小鼠所特有。现在，人们了解得比较清楚的有TIR2，TIR4，TIR5和TIR9。人的TLR家族基因分别定位在4号染色体(TLR1、2、3、6、10)，9号染色体(TLR4)，1号染色体(TLR5)，3号染色体(TLR9)，10号染色体(TLR7、8)。而且，Toll样受体可以分布在20多种细胞上。例如，TLR1可以分布在单核细胞，多形核细胞，T淋巴细胞、B淋巴细胞和自然杀伤（NK）细胞上，而TLR2、TLR4和TLR5只在髓源性细胞(如单核巨噬细胞)上表达，TLR3只特异性表达于树突细胞。这些细胞也称为抗原递呈细胞（antigen presenting cell，APC)，因为它们能感知入侵的外来微生物以及机体内变异的细胞，如癌细胞，从而启动免疫反应。

例如，TLR4就是由梅兹赫托夫等人发现的，但是没有明确它的功能。之后，博伊特勒发现TLR4能够探测到细菌脂多糖的存在，从而促发免疫系统抗御细菌，称为免疫应答。博伊特勒等人同时发现，如果使小鼠中的TLR4突变而丧失功能，小鼠就不会识别和对脂多糖起反应。除了细菌本身和细菌的脂多糖，细菌身上的其他物质，如鞭毛蛋白、非甲基化DNA、透明质酸酶、硫酸肝素、纤维蛋白原、酵母多糖、脂蛋白、脂肽、脂磷壁酸、肽聚糖和酵母多糖等（统称为抗原，也称为Toll样受体的配体），都能够激发宿主（人）免疫应答，但是如果这样的应答持续过久或者强度过大，也会对人造成伤害。

由于Toll样受体扮演着免疫应答感应器的角色，它首先起到的是免疫监视和识别的作用，每种TLR可识别不同的一类抗原，也就构成了监视与识别各种不同的病原相关分子模式（pathogen associated molecular pattern，PAMP)；其次Toll样受体可抗御和限制病原菌对宿主的伤害；最后Toll样受体也参与获得性（适应性）免疫反应，尽管这种反应主要是由树突细胞所引发的，即免疫的第二道防线。

例如，L型细菌、铜绿假单胞菌、枯草芽孢杆菌和鼠伤寒沙门菌等都具有鞭毛蛋白，而TLR5正是根据鞭毛蛋白来识别这些细菌，并起到抑制这些细菌的作用。而TLR3能特异性地识别病毒复制的中间产物双链核糖核酸（dsRNA，double stranded RNA ），从而激活核转录因子（Nuclear factor–kappa B，NF–κB）和β干扰素（IFN–β）前体。核转录因子是由二聚体构成的转录因子家族，具有调控炎症、免疫、创伤愈合、细胞生存、细胞功能等作用。而干扰素是一类分泌性蛋白，具有广谱抗病毒、抗肿瘤和免疫调节功能。由于TLR3识别某些入侵人体的病毒的双链核糖核酸，从而可以激活核转录因子和各类干扰素来抗御病毒，也就起到了免疫作用。

这种抗御病菌的第一道免疫防线可以概括为：单核巨噬细胞、树突细胞等抗原递呈细胞通过膜表面表达的TLR感受入侵病原的相关分子模式刺激后，由细胞内信号传导通路进入细胞核内活化NF–κB，启动核内相关基因，转导出相应的信使核糖核酸（mRNA），从而合成白介素1、6、8、12，α肿瘤坏死因子（TNF–α）和γ干扰素（IFN–γ）等细胞因子并释放到细胞外，引起粒细胞、巨噬细胞趋化聚集，毛细血管通透性增高，淋巴细胞浸润等，发挥攻击和消灭入侵病菌的免疫应答效应。

当然，Toll样受体启动的免疫效应还包括抗病毒感染。比如，通过诱导产生白介素6等，促进机体清除呼吸道合胞病毒。这也限制了一些病毒对人的伤害。

Toll样受体启动的免疫效应同样可以参与获得性（适应性）免疫反应。例如，Toll样受体可以活化树突细胞，再由树突细胞启动获得性免疫过程。同时，Toll样受体对获得性免疫应答类型具有调控作用。多数Toll样受体可以诱导抗御病原微生物的防御系统，产生白介素1、6，肿瘤坏死因子和细胞趋化因子，以调节机体的辅助T细胞1（Th1）和辅助T细胞2（Th2）产生各种白介素、肿瘤坏死因子和干扰素等，辅助细胞毒性T细胞分化，介导细胞免疫应答，攻击入侵的病原体和体内的变异细胞，如肿瘤细胞。同时，这两种T细胞分泌的各种细胞因子也可辅助B细胞增殖、分化，参与体液免疫。

免疫系统的第二道防线

免疫系统的第二道防线是由斯坦曼首先发现的，即树突细胞(DC)被抗原激活而产生的获得性免疫反应（应答）。

树突细胞分布在人体外周组织和器官中，像哨兵一样对身体进行警戒，但是，它们处于非成熟状态，需要通过吞噬抗原并加工处理抗原后，才可以分化成熟，同时发生迁移，由外周组织通过淋巴管和血液循环进入次级淋巴器官，然后激发T细胞产生免疫应答。根据树突细胞的来源可将其分为两类，一类为髓系(DCl)，另一类为淋巴系(DC2)。它们都起源于体内的多能造血干细胞，但它们各自的前体细胞不同。DC1的前体是外周血中的单核细胞，与单核细胞及粒细胞有共同祖先；而DC2的前体是浆细胞样T细胞，与T细胞、自然杀伤细胞有共同祖先。因此，从它们的来源可以看出，树突细胞本身就具有细胞免疫的功能。

斯坦曼发现的树突细胞启动的第二道免疫防线（获得性免疫）不只是可以抗御多种病原微生物的感染，而且在今天产生了一种新的可以抗御癌症的疗法，即癌症的免疫疗法。斯坦曼本人患癌也采用了由树突细胞研制的治疗性疫苗进行治疗，这类疫苗可以调动人体免疫系统对肿瘤发起攻击。同时，斯坦曼和霍夫曼、博伊特勒的发现所开启的更多研究成果也有助于治疗其他一些炎性疾病，如风湿性关节炎。

树突细胞是最强大的抗原递呈细胞，现在的癌症治疗性疫苗就是利用或瞄准树突细胞来研制，称为树突细胞疫苗。由树突细胞制成的治疗前列腺癌的疫苗Provenge已于2010年4月被美国食品和药物管理局批准用于临床试验治疗。

树突细胞被致病抗原，例如肿瘤抗原激活后，可以促进特异性的T细胞来杀死肿瘤细胞。Provenge疫苗的研制首先是，把人体中的树突细胞分离和提取出来，在体外把它们暴露于一种叫做前列腺酸性磷酸酶的癌症相关蛋白中，使树突细胞致敏。然后把这些致敏树突细胞回输到患者体内，这时致敏树突细胞就会引发机体产生特异性细胞毒性T细胞（CTL），有针对性地杀灭前列腺癌细胞。

用Provenge疫苗对512名男子进行临床试验，得到Provenge治疗的患者平均存活时间为25.8个月，而那些对照组的患者平均存活时间为21.7个月，治疗者生存时间增加了4个月。三年之后，Provenge治疗的患者中32%仍然存活；而对照组只有23%存活。

但是，由于每个人的树突细胞是不同的，因此Provenge疫苗需要为每个患者单独定制，这也造成了治疗费用较为昂贵，治疗一名患者开支为9.3万美元，疗法为一个月内三次注射。但是，利用树突细胞研制的疫苗也不只是治疗前列腺癌，而是可以治疗其他癌症，如神经胶质瘤。美国《临床肿瘤杂志》最近发表的一篇论文指出，在接受树突细胞疫苗治疗神经胶质瘤的22名患者中，有9人在1年后仍然存活，而且病情没有恶化。神经胶质瘤是一种发展极快的恶性肿瘤，这证明树突细胞疫苗治疗这种肿瘤的效果是显著的。

然而，斯坦曼生前和其他研究人员也正在计划采用不把树突细胞提取出来而是直接致敏体内的树突细胞来治疗癌症患者。2007年，斯坦曼诊断出患了胰腺癌后，他就意识到自己可以充当一名先行者，用自己发现的树突细胞研制的疫苗来试验治疗自己的癌症。这可以建立一种新的疗法，而且也有可能治愈自己的疾病。斯坦曼试用的许多实验性疗法中有两种就是树突细胞疫苗治疗。阿哥斯治疗公司研制了一种治疗肾癌的树突细胞疫苗，基于此，该公司为斯坦曼个性化地设计了一种树突细胞疫苗以治疗他的胰腺癌。

同时，斯坦曼也寻求另一种树突细胞疫苗GVAX进行治疗。人体中有一种粒细胞–巨细胞集落刺激因子(GM–CSF)，可以刺激巨噬细胞和树突细胞等抗原递呈细胞增殖、分化和成熟。用GM–CSF基因修饰肿瘤细胞之后，可以成为一种树突细胞疫苗，称为GVAX瘤苗。GVAX瘤苗经放射线灭活后注射到患者肿瘤周围，可分泌GM–CSF，以增加局部的炎性反应，从而吸引大量多核细胞、巨噬细胞和树突细胞等聚集浸润。这些细胞能吞噬注射局部的肿瘤细胞。试验表明，Gvax肿瘤疫苗对前列腺癌、肺癌、胰腺癌、肾脏肿瘤及黑素瘤5种肿瘤都具有抗癌活性。

最近的研究还表明，在未成熟树突状细胞和成熟树突状细胞同时存在的情况下，能更有效地激活T细胞。因为，未成熟树突细胞摄取、加工抗原的功能与成熟树突细胞递呈抗原、激活T细胞的功能相互协同作用，加上树突细胞能促使自身成熟并将抗原递呈给T细胞，进一步激发T细胞增殖，诱导特异性细胞毒性T细胞生成，因而提高了抗肿瘤效果。

尽管斯坦曼接受树突细胞疫苗治疗延长了寿命，但因其癌症比较特殊，加上树突细胞疫苗也只处于实验阶段，因而疗效并不显著。斯坦曼也在诺贝尔奖评委会宣布其获得本年度生理学或医学奖的前三天去世。尽管这是一种巨大的遗憾，但他和博伊特勒、霍夫曼以及其他研究人员所发现和揭示的免疫系统的奥秘未来将造福于更多的患者，而不只是癌症患者。

获奖者的反应

霍夫曼1941年出生于卢森堡，现在法国斯特拉斯堡主持一家实验室，从事分子生物学研究，当初以果蝇为研究对象。他曾担任法国国家科学研究院的主席，也获得2011年邵逸夫奖中的生命科学和医学奖以及法国科学界的最高奖项——法国国家科学研究中心的金奖。

博伊特勒1957年出生，现任美国斯克里普斯研究所基因学和免疫学教授。他以实验鼠为对象研究免疫学。他在获悉得奖后表示，感觉“非常好”，非常高兴能与霍夫曼和斯坦曼分享该荣誉。他说，“我认为他们获奖实至名归。”博伊特勒和霍夫曼也获得2011年邵逸夫奖中的生命科学和医学奖。

斯坦曼1943年出生，为美国纽约洛克菲勒大学免疫学教授，同时主持免疫学和免疫疾病中心。他出生在蒙特利尔，曾先后在美加多所顶级大学深造，哈佛林学医学院。他的获奖研究涉及免疫细胞细胞类型。因患前列腺癌，他于2011年9月30日去世。斯坦曼的女儿亚历克西斯说："父亲获得诺贝尔奖认可，我们感动不已。他把一生献给工作和家人，将获得真正的尊重。"她说，父亲临终时不知道自己即将获得诺奖。

基础牢，建楼高

纵观2011年的诺贝尔生理学或医学奖，反映和体现了几种内涵。一是诺贝尔科学奖秉承多年来注重基础科学研究的传统，二是诺贝尔奖在选择颁奖对象和内容上的创新，三是在生物医学发展的今天，西医和中医并非总是鸡同鸭讲，而是可以找到一些同质的东西。

重视基础研究的成果不独于生理学或医学，而是诺贝尔奖三个自然科学奖项的传统，这在诺贝尔奖100多年的历史中得到非常鲜明的体现，奖励的大部分内容都是基础科学研究的成果，在诺贝尔生理学或医学奖中更是如此。仅以2002年到2011年的10次诺贝尔生理学或医学奖为例，其中，基础医学的内容就占到了80%。这种特点也从诺贝尔奖对其他奖项假选人的选择也能体现出来，比如拉斯克奖。

在此次诺贝尔奖宣布前，中国研究人员屠呦呦被授予2011年的拉斯克奖中的临床医学研究奖。有人认为，屠呦呦与诺贝尔奖只有一步之遥。因为，在过去获得拉斯克奖的300多人次中，有78位在后来获得了诺贝尔奖"，中奖率为30%。然而，这种预测只是看到了事物的一面，而事情的另一面却体现为，只有获得拉斯克奖中的基础医学研究奖后，才有较大概率获得诺贝尔奖。

统计表明，获得拉斯克奖的基础医学奖后，有将近一半的人能获得诺贝尔奖。但获得拉斯克临床研究奖后，获得诺贝尔奖的比例会低一些。2011年的诺贝尔生理学或医学奖也证明了这一点，其中的获奖者之一斯坦曼在此之前就获得了2007年的拉斯克基础医学奖。这既证明诺贝尔奖重视生物医学基础研究成果，又解释了为何屠呦呦没能如很多中国人之愿获得2011年的诺贝尔奖。但是，基础医学与临床医学内容只是获得诺贝尔奖的一个条件，关键的条件还得看研究成果是否创新和极大造福于社会。所以，假以时日屠呦呦也并非不可能获得诺贝尔奖。

诺贝尔奖重视基础研究成果在科研和生活中具有普适性，因为如同建筑业重视打牢地基一样，基础厚实和牢固，才有可能建立较高的大楼和建设较多的广厦。任何学科，只有基础研究成果丰厚和扎实，才有可能多出成果和广出成果。这一点也可以从今年的诺贝尔生理学或医学奖体现出来。

免疫学是医学的基础学科之一。无论是博伊特勒和霍夫曼所揭示的人体天然的免疫系统，即人体的第一道抗御病原微生物的防线是如何被激活而发挥作用的，还是斯坦曼发现的树突细胞激活机体免疫T细胞的功能，即人体的第二道免疫防线，都是一种非常基础的研究。这样的研究旨在让人们弄清人和病原体是如何作用或如何此长彼消。尽管不像屠呦呦发现青蒿素能直接消灭疟原虫以治好疟疾那样的临床研究，但是，免疫的基础研究可以不仅让人们了解各种疾病产生的原理，病原微生物和体内破损变异的细胞，如癌细胞与免疫系统是如何互动的，而且为人类防御和治疗各种疾病提供了有益的、充分的和广泛的线索。

由于发现了树突细胞是一种非常强大的抗原递呈细胞，它能激活特异性细胞毒性T细胞攻击病原体，也就为人类治疗多种疾病提供了宽广的选择。例如，除了可以研发药物对付癌症外，还可以通过树突细胞研发疫苗来抗击癌症。而这种治疗癌症的新方法也称为癌症的免疫疗法。实际上，这也是今年诺贝尔生理学或医学奖所传达出的新信息，即不仅诺贝尔奖一般奖励给那些有原创性的成果，而且诺贝尔奖颁奖的方法、内容和选择也在创新。这种创新明显是在顾励那种双赢或多赢的治疗疾病的方法，而不是对病菌采取全部赶尽杀绝的方法，通过树突细胞研发的疫苗就是一种治疗癌症的双赢或多赢的创新方法。

一直以来，人们对疾病深恶痛绝，恨不得对病原菌斩尽杀绝，对癌症的治疗也是如此，利用一切猛烈的手段，如放疗、化疗来全面追杀癌细胞。但是，疾病是健康的难兄难弟，癌细胞也是健康组织和细胞的一个硬币的两个方面。当今的癌症治疗在对癌细胞赶尽杀绝的同时，不可避免地会陷入杀人一千，自损八百的困境中。人体内正常和强大的免疫细胞和免疫系统也不可避免地会受到损害。因此，一些癌症患者及其他疾病的患者不是被癌细胞和病原菌夺去生命的，而是被药物和放疗夺去了生命，因为药物和放疗损害了体内正常的免疫系统，从而让人失去了正常的也是最根本的和最强大的抗御疾病的武器。

从斯坦曼发现树突细胞的功能起，后来的研究人员相继意识到了激发和增强免疫系统对治疗癌症和其他疾病的重要性，也相继开发出了多种树突细胞疫苗来抗癌，如主要治疗前列腺癌的Provenge疫苗和能治疗前列腺癌、肺癌、胰腺癌、肾脏肿瘤及黑素瘤的Gvax肿瘤疫苗。这种免疫性治疗的理论基础便是，排除药物和放疗对机体的损害，充分和全面调动机体的免疫细胞和免疫功能来攻击癌细胞。

正是意识到了这一点，2011年的诺贝尔生理学或医学奖得主之一斯坦曼于2007年诊断出患了脂腺癌后，就意识到自己可以充当一名先行者，用自己发现的树突细胞启动获得性免疫防线的原理所研制的疫苗来试验治疗自己的癌症。斯坦曼试用的一些实验性疗法中有两种就是树突细胞疫苗治疗，一种是Provenge疫苗（也对胰腺癌有疗效），而另一种则是Gvax疫苗。

由于树突细胞疫苗这种免疫疗法现在还处于实验阶段，也并不完善和成熟，因而只是延长了斯坦曼的寿命，但最终没能挽救斯坦曼的生命。斯坦曼遗憾地在诺贝尔生理学或医学奖评委会宣布其获奖前3天去世。但是，由斯坦曼、博伊特勒和霍夫曼对人体免疫的本质发现而开创的免疫疗法完全体现出新的疾病和健康理念，如果坚持下去，在未来必将极大造福于人们。

同时，癌症免疫疗法的新理念也是中西医学在某些方面可以找到共同点的地方。例如，中医提倡的“扶正固本”的医学观念就是要培养和提高机体的免疫力以抗御疾病，如对待癌症，既非一味地采用多种药物，也不提倡采用毒性大的药物。

因此，2011年的诺贝尔医学奖不仅体现了其一贯的重视生物医学基础研究的传统，而且反映了其关注疾病和健康新理念的颁奖创新，同时揭示了中西医其实有一些共同的观念，只是人们平时没有注意而已。

拉斯克奖为何选择了屠呦呦？

2011年度拉斯克奖颁奖典礼北京时间9月24日凌晨在美国纽约隆重举行。拉斯克基金会将临床医学研究奖授予81岁的中国中医研究院研究员屠呦呦，以表彰其在治疗疟疾的青蒿素研究中的贡献。拉斯克奖是诺贝尔奖的风向标，获得该奖的科学家约有一半的人在后来也获得了诺贝尔奖，因此，有人预测屠呦呦会获得诺贝尔奖。

在屠呦呦获拉斯克奖之时，争议之声也再次出现。关于青蒿素研究的争议已有30年，早期甚至有人“状告”至国家科委（现科技部）奖励办，称屠呦呦既不是最先发现青蒿提取物抗疟作用的人，也不是首先分离到抗疟有效单体的人，将功劳全归给她一人，不公平也不合理。这种质疑也许有理，但也产生了一个问题：拉斯克奖为何选择了屠呦呦？

这需要从两方面来看待，一是拉斯克奖的评选是否公正和公平，二是屠呦呦本人在青蒿素发明的过程中是否做出了关键性的他人所不可取代的贡献。

第一个问题似乎并不难，因为拉斯克奖的评选与诺贝尔奖评选有相似之处。首先是候选人无需自己申请，而是由美国和国际的专业团体提名。这就用不着像中国评选院士和评职称一样需要拉关系和拉票。仅此一点，拉斯克奖选择屠呦呦就显得较为公平。另外，拉斯克奖的高级评判委员会要慎重遴选25名多学科的杰出科学家组成评委会，以保证评选的专业性和权威性，而且评审过程严格保密，以保证评委们在评议时保持公正。

至于第二个问题，根据已解密的材料来看，尽管青蒿素的发现是集体协作的结果，但起到决定性作用的应当是屠呦呦。在科学研究中，起到关键作用就是，能想到点子，并把这样的点子付诸实施并予以证明的人。

在当时的情况下，研究人员汇集了千百种抗疟候选植物和药物，都没有找到最为理想的一种。而且，对青蒿的试验还一度误认为其效果并不理想，以致让研究人员有废弃青蒿的打算。但是，唯独屠呦呦从《肘后备急方·治寒热诸疟方》中“青蒿一握，以水二升渍，绞取汁，尽服之”的记载中受到启发，认为高温可能对青蒿有效成分造成影响从而影响疗效。对此，屠呦呦又用实验来验证。

屠呦呦等人改用以沸点在60摄氏度下的乙醚制取青蒿提取物，并且经过190多次实验，发现青蒿提取物对鼠疟、猴疟疟原虫的抑制率达到了100%。因此，尽管屠呦呦可能既不是最先发现青蒿提取物抗疟作用的人（寻根究底应当是中国人的祖先首先发现青蒿有抗疟作用的），也不是首先分离到抗疟有效单体的人，但是她建立的用乙醚提取青蒿素的方法却是最有效的，也是最实用的。

这一点就是科研中最重要的关键点，并且可以用一个生动的事例来说明。20世纪初，美国福特公司的一台电机出了故障，找来大量检修人员都找不到毛病，公司只得停产。无奈，公司只好请来了著名机电专家斯坦门茨。斯坦门茨经过仔细检查，用粉笔在电机外壳的某处画了一道线，指示修理工说，打开电机，把作记号处里面的线匝减少16匝。修理工照办后，故障立刻解除了。为此斯坦门茨向福特公司索要酬金一万美元。有人认为斯坦门茨有些贪婪，因为当时福特公司最著名的高薪酬就是月薪5美元。对此，斯坦门茨作了简单解释：画一条线值1美元，知道在哪儿画线值9999美元。

与此相似，发现并能提取出最有效的青蒿素来的屠呦呦是知道在哪儿划线的另一位斯坦门茨，所以，拉斯克奖选择了屠呦呦。

另一方面，拉斯克奖选择屠呦呦也说明，在科研或其他工作中，名气和论资排辈固然是一种因素，但最重要的因素是发现问题和解决问题的能力。这可以从2002年的诺贝尔化学奖得主之一、日本岛津制作所的普通工程师田中耕一获得启示。田中耕一非常平凡，既非教授、亦非博士，连硕士学位也没有，他几乎处于日本企业社会的最底层。并且，田中耕一几乎没有发表过多少论文，仅有的几篇也只是发表在不是很重要的会议和杂志上。他也与日本学术界几乎没有任何交往，所以日本学术界不会有人推荐田中耕一。

力推田中耕一的可能是美国和德国的学者，并且是在最后一刻顶替了一位德国学者，因为诺贝尔奖评委会认定，测定生物大分子质量的原始思想出自田中耕一。也就是说，点子出自田中耕一。

屠呦呦的情况也许与田中耕一相似。屠呦呦是一位既无博士学位、也无海外留学背景、头顶上更无中国两院院士桂冠，在中国科技界默默无闻的“三无”教授。她除了发现青蒿素之外，其他一切都很平凡。但是，我们可以看到，2011年的拉斯克奖选择了屠呦呦正如2002年的诺贝尔化学奖选择了田中耕一一样。

屠呦呦获诺奖是否不公平？

屠呦呦获拉斯克奖后，有人预测，她很有可能获得诺贝尔生理学或医学奖。与此同时，争议之声开始升级。

如果按一些人预测的拉斯克奖是诺贝尔奖的风向标，也许青蒿素的发明能获得诺贝尔奖（无论是生理学或医学奖，还是化学奖），照样会引起不公平的争议。那么，如何看待这种不公平？

首先要谈的是，诺贝尔奖在其100多年的历史上还是基本公平和公正的。而且，现在诺贝尔奖的评选也极力照顾到对一项研究成果做出重要贡献的研究人员。在最近十多年，每个奖项，尤其是生理学或医学奖的获奖者一般都达到了三名。以此观之，如果青蒿素发现能获诺奖，至少还有两人应当与屠呦呦一道获奖，如此就可能会淡化不公平的观感。

但是，由于青蒿素的发现和临床应用确实是一个很大的集体研究项目，即使诺贝尔奖授予了三人，也还会挂一漏万，不公平感同样会产生。实际上，对诺贝尔奖或其他大奖的不公平批评早就有之，所以如果青蒿素能获诺奖，不公平的观感当然会显而易见。事实上在诺诺尔奖历史上也有很典型的不公平事例。

吴健雄是被誉为东方居里夫人式的女科学家，她与李政道、杨振宁一道发现了宇称不守恒原理，后二者从理论上提出了这个原理，而前者是从实验中证明了李政道、杨振宁二人的理论。但是李政道、杨振宁二人因宇称不守恒原理而获得了1957年的诺贝尔物理学奖，但吴健雄却未获奖。对此，美国物理学界的泰斗奥本海默在为李政道、杨振宁举行的庆祝宴会上首先讲话说，证明宇称不守恒有三个人的功劳最大，除了李政道、杨振宁之外就是吴健雄，而且特别强调不可忽视吴健雄的功劳。1988年的诺贝尔物理奖获得者史坦伯格更直接批评诺贝尔奖评委会并为吴健雄鸣不平。他认为，1957年的诺贝尔奖没有同时授予吴健雄是诺贝尔奖评委会最大的失误。

历史当然可能会一再重演。青蒿素能够获诺奖，并且也引发不公平的争议，这种争议是否会影响到诺贝尔奖的评选？其实，评选诺贝尔奖也是一个费力不讨好的活，假如评委们知道了青蒿素可能是一个烫手山芋，会不会让评委为了避嫌而不考虑青蒿素？如此一来，岂非所有中国人的巨大损失？

当然，这种考虑实在有以“小人之心度君子之腹”之嫌。事情的发展如预测的那样，青蒿素发现获得2015年诺奖，当然有一部分人会因此而感到受到了很大的不公和伤害，因为他们同样为青蒿素的发现和应用贡献了巨大的聪明才智，而且会如同吴健雄那样身同感受。

1989年吴健雄在给史坦伯格的一封信中说，“我的一生，全然投身于弱相互作用的研究，也乐在其中。尽管我从来没有为了得奖而去做研究工作，但是，当我的工作因某种原因而被人忽视，依然是深深地伤害了我。”

看待公平和不公都是相对的。世上没有绝对的公平，只有相对的公平。而且，历史评价也绝不会遗漏那些为人类文明和社会发展做出重要贡献的个人，它会以西边不公东边补的形式来弥补。例如，吴健雄没有获得诺贝尔奖，但获得了由一位以色列工业家捐款设立的“沃尔夫奖”。该奖评选的一个原则是挑选那些应该获得诺贝尔奖而没有得奖的人。而吴健雄是设立该奖后第一年(1978年)的物理奖得主。

即使如此，那些做出了重大贡献但又没能获得诺贝尔奖的研究人员可能只有用更为豁达的心怀来看待诺贝尔奖这档子事了。“上善若水，水善利万物而不争。”这应当是人们做事，包括科研和善行的最高境界，就像水的品性一样，泽被万物而不争名利。

更何况还有那些拒绝诺贝尔奖和其他大奖的人，如俄罗斯著名数学家格里戈里·佩雷尔曼破解“七大数学难题之一”的庞加莱猜想而被美国克莱数学研究所奖励其100万美元奖金，但佩雷尔曼并不领情，拒绝了这笔奖金。同样，萨特也拒绝了诺贝尔奖。

第十五章

让生命重活一次

成熟的体细胞是如何逆转而成为可分化的多能干细胞，

一直是一个诱人但又难以解开的谜。

2012年10月8日，瑞典卡罗琳医学院诺贝尔生理学或医学奖评委会宣布，2012年诺贝尔生理学或医学奖授予英国的约翰·戈登（John B. Gurdon）和日本的山中伸弥（Shinya Yamanaka），因为他们“发现成熟、特化的细胞可以被重编程，变成身体的所有组织”。换句话说，他们的获奖是因为发现了具有多种发育潜能的干细胞——多能干细胞。

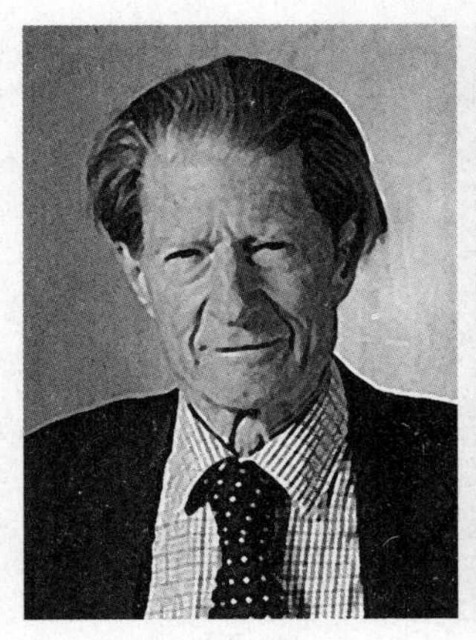

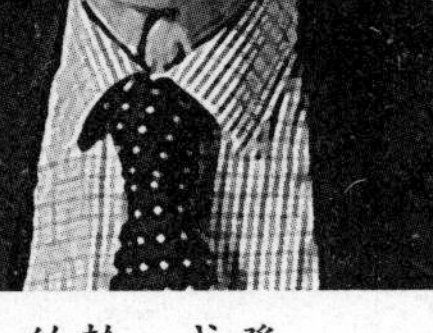

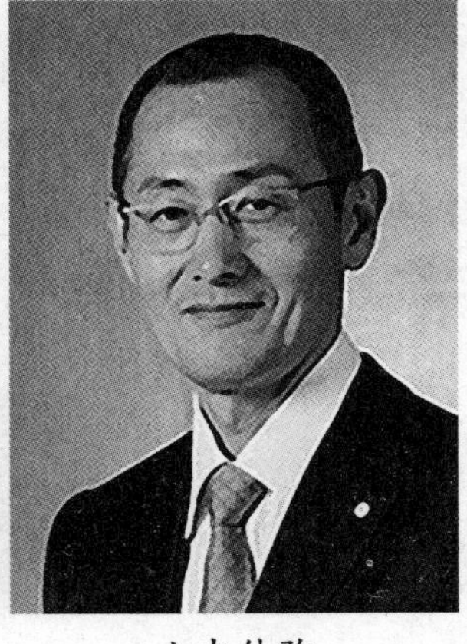

约翰·戈登　　山中伸弥

图片摄影均为蒙坦 (U. Montan)

生命可以逆转吗？

约翰·戈登，1933年出生于英国的迪盆霍尔（Dippenhall），1960年从牛津大学获得博士学位，曾在美国加州理工学院做博士后。他于1972年进入英国剑桥大学，成为细胞生物学教授。目前戈登供职于剑桥的戈登（Gurdon）研究所。

山中伸弥，1962年出生于日本大阪，1987年从神户大学获得硕士。在转向基础研究之前，山中伸弥曾受训为整形外科医生。1993年山中伸弥从大阪大学获得博士学位，之后曾供职于美国旧金山格拉德斯通（Gladstone）研究所和日本奈良先端科学技术大学院大学。目前山中伸弥在日本京都大学担任教授。

二人一前一后的发现表明，生命在某种形式上可以逆转。

殊途同归的发现

戈登和山中伸弥的发现都可以归结为对生命逆转的发现，他们的研究结果显示，成熟、特化的细胞能够被重编程为可发育成身体组织的非成熟细胞，这种发现革新了人们对细胞和有机生命体发育的理解。但是，两人的发现又有不同的特点和内容。戈登是从胚胎发育发现生命是可以逆转的，而山中伸弥是从诱导多能干细胞发现生命可以逆转的。

按照对生命孕育、生长和成熟的传统看法，在生殖细胞配子（精子和卵子）结合形成胚胎的孕育之初，胚胎中的所有细胞都是不成熟的细胞，它们可以在生命密码的指引下各自分化发育为身体的各种器官和组织。例如，从胚胎细胞可以分化为神经细胞，再生成大脑、脊髓和周围神经，形成神经系统。同理，各种内脏、肌肉、骨骼等也是从胚胎分化而来。但是，它们形成之后，就成为定性、定型的特化细胞。当细胞特化成熟后，就不能逆转回到过去的非成熟细胞，也即意味着生命是不可以逆转的。

1962年，在英国牛津大学任职的戈登进行了一项令人震惊的重要实验，结果显示，已经定性、定型的细胞是可以逆转的。戈登用青蛙成熟的小肠细胞的细胞核替换卵细胞的细胞核，此后，这个改变了的卵细胞发育成为一只正常的蝌蚪，这实际上就是一个功能完全的克隆蝌蚪，最后竟长成一个成体青蛙。

从青蛙特化细胞的逆转现象，戈登提出了细胞可以“重编程”的概念。同时，戈登的实验结果也传递给人们一个不同于以往所认定的知识，即便动物或人因衰老而无法产生生殖细胞，甚至两性生殖细胞无法交融，也可以通过获取特化的成体细胞，如肠细胞、皮肤细胞等来重新孕育生命，实际上就是生命的逆转，因为定性、定型的成熟细胞的DNA仍含有发育成一个生命所需的全部遗传信息，也因此能重新孕育生命。

40多年后的2006年，山中伸弥重新验证并深化了戈登的发现。山中伸弥的团队利用逆转录病毒载体向小鼠的两种成体细胞转入四个基因，分别为Oct4，Sox2，Klf4 和c-Myc，这两种成体细胞是胚胎成纤维细胞(mouse embryonic fibroblast)和成体尾巴成纤维细胞(adult tail fibroblast)，结果诱导了这些细胞重新编程，产生了类似小鼠胚胎干细胞的特征，这就是诱导多能干细胞。

从理论上讲，诱导多能干细胞不仅可以定向生成某种组织和器官，如肝脏、肌肉、骨骼等，也可能发育为胚胎，重新孕育生命。

生命逆转试验的历程与质疑

无论是戈登的实验，还是山中伸弥的研究结果，在开初都无一例外受到质疑，因为成熟的体细胞是如何逆转而成为可分化的多能干细胞，一直是一个诱人但又难以解开的谜，这就无法说服专业人员和公众。

戈登的研究其实也是站在前人的肩上。生命逆转的最初设想来自德国生物学家汉斯·斯佩曼（Hans Spemann），他在其1938年出版的《胚胎发育和诱导作用》一书中提出，移植细胞核可能会产生新生命，即克隆动物。做法是，把一个细胞的细胞核提取出来，然后把这个细胞核移植到一个去除细胞核的卵子中，看看这种组装的细胞是否能发育为胚胎甚至生命。

不过，斯佩曼并没有做这个实验，接力火炬交到了美国生物学家伯里格斯（Briggs R）和金（King TC）手里。1952年，这两位美国研究人员提取了豹蛙（Rana Pipiens）的囊胚细胞的细胞核，然后移植到另一个豹蛙的去掉细胞核的卵细胞中。最后，组装的卵细胞先是发育成了蝌蚪，再由后者发育为一只成熟的成体蛙。当时，研究人员得出的结论是，由于囊胚细胞是分化早期的胚胎细胞，因此存在全能分化性，可以发育为成体蛙。

但是，已经成形的体细胞的细胞核组装到去核卵细胞中是否也能发育为成体动物呢？此后，一些研究人员进行了研究，他们用分化后期的蛙类胚胎细胞的细胞核移植到同类动物的去核卵子中，结果只能发育到蝌蚪，而不能发育到成蛙。这说明，越原始越不成熟的胚胎细胞越具有全能分化的能力，由于其具有一种生命所拥有的全部遗传信息，所以能发育为成熟的生物个体。但是，已经具备一定的分化的胚胎细胞则不一定能分化为成熟的个体，或许能分化为生命的幼体，如蛙类的蝌蚪。

正是在这样的基础之上，戈登用青蛙成熟的小肠细胞的细胞核替换卵细胞的细胞核不仅生成了了蝌蚪，而且长成了青蛙。这就引起了质疑，因为他用的不仅不是早期的胚胎细胞，而且根本就不是胚胎细胞，其全能分化性非常之差。戈登的研究最先还是由他的学生史密斯（Dennis Smith）提出质疑，因为史密斯也用青蛙的小肠上皮细胞进行实验，并没有得出与戈登相同的结果。

于是，史密斯认为，戈登用的是青蛙小肠上皮细胞中未进行减数分裂的原始生殖细胞，而非已分化的成体细胞，因为大多数蛙类的蝌蚪期的肠上皮细胞中有2%~5%的细胞是没有进行减数分裂的原始生殖细胞，这些细胞具有更好的全能分化性，它们拥有能发育成一个新个体的全部遗传信息。同时，戈登的实验只有2%的成功率也反证了他采用的小肠细胞中那些占2%~5%比例的细胞拥有全能分化性。所以，戈登实验得出的成体细胞核移植可以产生成体蛙的结果并非完全被学术界肯定。

但是，戈登也好，史密斯也好，他们采用的实验的动物都是两栖类动物，并不能全部取代和说明所有动物或生命都不能如此逆转。对戈登实验结果，即成体细胞可以完全逆转产生生命的结论，提供有力支持的是英国苏格兰的爱丁堡罗斯林研究所的伊恩·威尔穆特（Wilmut）等人对更高级的哺乳动物绵羊进行的克隆研究，1996年7月5日威尔穆特等人孕育了一个更高级的生命——克隆羊多利。

威尔穆特等人的研究采用的是已经分化的成熟的体细胞——乳腺细胞，其过程是：从一只6岁雌性芬兰多塞特白面绵羊（代号A）的乳腺中取出乳腺细胞，将其放入低浓度的培养液中，并提取细胞核；从一头苏格兰黑面母绵羊（代号B）的卵巢中取出未授精的卵细胞，并去除细胞核，成为受体细胞；利用电脉冲方法，使A细胞的细胞核与受体细胞融合，产生类似于自然授精过程中的一系列反应，并促使细胞分裂、分化形成胚胎细胞；把胚胎细胞转移到另一只苏格兰黑面母绵羊（代号C）的子宫内，胚胎进一步分化和发育，最后生成并分娩出多利。

对诱导多能干细胞的质疑

由于高级哺乳动物已经成熟的体细胞更难逆转和生成新生命，克隆羊多利的成功有力地论证了戈登实验的结果，因此，成熟体细胞（细胞核）可以重新逆转发育成生命得到了认可。不过，这并不意味着对山中伸弥获得的诱导多能干细胞的认可。

最初戈登的研究告诉人们，一个成熟特化细胞的细胞核是可以被逆转到非成熟、多能化的状态。但是戈登的实验是将一些细胞的细胞核取出，然后移入去核的另外一些卵细胞中。山中伸弥的研究则是进一步的深化，并要回答一个问题，有没有可能不需提取体细胞的细胞核再移植到去核卵细胞中就可以让一个完整的体细胞逆转变成多能干细胞。山中伸弥等人的研究结果给予的回答是肯定的。

但是，由于山中伸弥等人采用的是小鼠的胚胎成纤维细胞和成体尾巴成纤维细胞，也有研究人员怀疑他们采用的是未分化的胚胎细胞，而非胚胎成纤维细胞，胚胎细胞当然具有全能分化性，成纤维细胞的全能分化性则要差很多，所以前者可以让生命逆转，而后者让生命逆转的可能性较低。因此，需要对山中伸弥等人的研究进行验证。

验证首先由山中伸弥自己完的。在小鼠身上获得了诱导多能干细胞后，2007年，山中伸弥又对人的成体细胞进行了研究，获得了同样的结果。他们采用的成体细胞分别来自一位36岁女性的表皮细胞和一位69岁男性的结缔组织细胞。而且，山中伸弥等人将成体细胞转化为诱导多能干细胞的效率更高一些。他们的技术可以让约每5000个细胞就能制造1个诱导多能干细胞系。这种高效能保证他们在每项实验中都能得到数个诱导多能干细胞系。

也在2007年同一年，美国威斯康星大学的詹姆斯·汤姆森（James Thomson）团队的研究验证了山中伸弥等人的成体干细胞可以逆转的结果。汤姆森等人采用的是胎儿的皮肤细胞以及一个新生儿的包皮细胞，这些细胞也是成体细胞。不过，汤姆森等人采用的诱导基因并不完全等同于山中伸弥等人采用的基因。这两个团队都采用了OCT3 和 SOX2基因，而汤姆森等人采用的另两个基因是NANOG 和LIN28，山中伸弥等人采用另两个基因是Klf4和c-Myc。而且，在转化效率上，汤姆森等人的研究需要1万个细胞才能分离出1个诱导多能干细胞系。值得一提的是，汤姆森研究团队获得诱导多能干细胞研究第一作者是华裔女科学家俞君英。

临床应用和未来

2007年，当山中伸弥和汤姆森团队分别宣布从人类的成体细胞获得诱导多能干细胞后，当年11月17日威尔穆特就宣称，相比于他过去和现在一些研究人员所从事的克隆胚胎技术，将体细胞转变成诱导多能干细胞的新技术是今后治疗疑难病症的关键技术，比使用胚胎干细胞更具潜在优势。威尔穆特预言，利用诱导多能干细胞可以在5年内提供一种更好的、伦理上更能被接受的医用克隆胚胎。

实际上，威尔穆特的预言包含两个方面，一是诱导多能干细胞应用于临床的治病救人，一是这一技术可能孕育新生命，即克隆人。就克隆人而言，人类早就做出了否定的结论，所以，应用诱导多能干细胞逆转生命只有理论上的可能性。就治病救人而言，威尔穆特的5年内可以获得诱导多能干细胞治病救人的预言并没有完全实现，但是，在现实中，这一应用已经在动物身上有了某种验证。

2010年12月8日，日本东京庆应义塾大学冈野荣之（Hideyuki Okano）的研究小组宣称，他们先将四种基因移植到人体皮肤细胞中，诱导皮肤细胞生成诱导多能干细胞，再把这些细胞注射到一只瘫痪的绒猴（美洲产小型长尾猴）体内进行治疗。这只绒猴是因为颈部脊椎受损而致高位截瘫，颈部以下四肢失去运动功能，不能正常行走和活动。治疗6周以后，绒猴已经能到处蹦跳，接近于它受伤前的正常运动水平。此外，这只绒猴用前肢抓握物体的力量也恢复到了80%。

但是，诱导多能干细胞能否全面应用到临床治病救人还有许多难题需要攻克，一是诱导多能干细胞的致癌性，二是免疫原性，三是培养诱导多能干细胞的效率。

目前，诱导多能干细胞的致癌性可以通过两种方法来解决，一是使用特定诱导基因，二是获得诱导多能干细胞后再注入特殊的生物因子去除致癌基因。

在通过向人体皮肤细胞植入4个基因（Oct3/4、Sox2、c–Myc和Klf4）培育出诱导多能干细胞后，研究人员发现，这样的诱导多能干细胞可能引发癌症，原因在于4个基因中的c－Myc基因有较强的致癌性。此后多个国家的研究人员发现，如果在培育诱导多能干细胞的时候，调整某种基因，就有可能避免诱导多能干细胞的致癌危险。例如，L－Myc基因的结构与c－Myc非常相近，可用前者替代后者。对小鼠实验两年的结果发现，用含c－Myc基因的诱导多能干细胞培育的小鼠有70%以上出现了肿瘤，而利用含L－Myc基因的诱导多能干细胞培育的小鼠则几乎未出现肿瘤。

美国怀特黑德生物医学研究所的鲁道夫·耶尼施等人则利用4个基因

（Oct3/4、Sox2、c–Myc和Klf4）植入人类皮肤细胞，将其转化为诱导多能干细胞。与此同时，他们使用一种基因编码技术，使得在基因序列中，外来基因的两端留存有特殊标志。诱导多能干细胞生存后，再用一种名为“Cre”的酶识别这种标志，以此找到外来基因并将其移除。外来基因被移除后的诱导多能干细胞仍然具备和其他干细胞类似的基本功能，却避免了“c–Myc”等外来基因可能带来的癌变风险和其他潜在风险。

尽管如此，由于诱导多能干细胞类似癌症干细胞，或者说这些细胞中潜伏着癌症干细胞，用它们治疗疾病极有可能诱发癌症，因此这是应用诱导多能干细胞治病之前必须解决的问题。

另外，免疫原性是指，即便利用他人的成体细胞进行重编程获得的诱导多能干细胞，也可能让患者产生免疫排异反应，这就产生了一种局限，必须利用患者本人的成体细胞来生成诱导多能干细胞，以治疗疾病。而且，由于采用成体细胞重编程产生诱导多能干细胞的效率较低，目前平均每重组10万个成体细胞只能获得不到20个诱导多能干细胞系，因此，数量不足的诱导多能干细胞显然还不足于担当治病救人的重任。

因此，用安全的诱导多能干细胞替代胚胎干细胞来治疗包括瘫痪患者在内的多种疾病，可能还需要更长的时间。

生命穿越的蓝图与现实

2012年诺贝尔生理学或医学奖授予英国的约翰·戈登（John B. Gurdon）和日本的山中伸弥（Shinya Yamanaka）获奖，理由是，“发现成熟细胞可被重编程变为多能性”。

戈登和山中伸弥获奖的成果可以概括为，他们创造了诱导多能干细胞，为人类生命现象提供了极富想象力的憧憬——人类既可以用诱导多能干细胞治疗疾病，还可能让穿越在生命中得到体现。但是，生命的穿越并非是能让一名中国人回到盛唐，更不是让一个英国人可以回到工业革命时代，而是让生命可以在一定程度上逆转，甚至让动物或人重活一次。如果真能让人重活一次，“来生不做某某”或“来生再做某某”的愿景就不会只是文学作品的内容和主题，更可能作为一种信念和行为渗入到人们的日常生活中。

生命可以逆转首先是戈登发现的。1962年，戈登发现，已经定性定型的细胞（称为细胞的特化）是可以逆转的。在一项经典实验中，戈登用青蛙成熟肠细胞的细胞核替换卵细胞的细胞核。此后，这个改变了的卵细胞发育成为一只正常的蝌蚪。这一实验结果传递给人们的信息是，即便动物或人因衰老而无法产生生殖细胞，甚至两性生殖细胞无法交融，也可以通过获取特化的成体细胞，如肠细胞、皮肤细胞等来重新孕育生命，实际上就是生命的逆转，或让生命重新活一回，因为定性定型的成熟细胞的DNA仍含有发育成一个生命所需的全部遗传信息。

40多年后的2006年，山中伸弥重新验证并深化了戈登的发现。山中伸弥的团体利用逆转录病毒载体向小鼠的成体细胞（胚胎成纤维细胞和成体尾巴成纤维细胞）转入四个基因，让这些细胞重新编程，产生了类似小鼠胚胎干细胞的特征，这就是诱导多能干细胞。从理论上讲，诱导多能干细胞不仅可以定向生成某种组织和器官，如肝脏，也可能发育为胚胎，重新孕育生命，让小鼠或人重活一次。

戈登和山中伸弥的发现为人类描绘的是两大蓝图，一是用诱导多能干细胞来治疗疾病，尤是难以治愈的罕见病和重大疾病，二是利用诱导多能干细胞发育成胚胎，重新创造生命。而且，他们绘制的这两大蓝图都绕开了人类社会一个无法回避的难题——胚胎和生命。尽管世界各国法律对人的生命的定义有不同，而且未必把人的胚胎都看成是生命，但是国际生物医学领域还是禁止对14天以后的胚胎进行研究，而且对于取自胚胎的干细胞带有深深的禁忌，因为从胚胎获取干细胞后就意味着这个胚胎的毁损与生命的破坏。

避开胚胎而用普通成体细胞获得诱导多能干细胞来治病也许是戈登和山中伸弥获奖的重要原因之一。而且，在利用诱导多能干细胞治疗疾病，尤其是严重疾病方面，也出现了令人惊叹的结果。例如，一些研究人员称，他们采用诱导多能干细胞对一只瘫痪的绒猴（美洲产小型长尾猴）进行治疗获得成功。这只绒猴是因为颈部脊椎受损而致高位截瘫，颈部以下四肢失去运动功能，不能正常行走和活动。这个信息对于无数像体操运动员桑兰那样遭遇的人都是巨大的福音。

然而，利用诱导多能干细胞逆转生命的穿越却并不像治疗疾病那么简单。因为，即便采用普通的细胞就能让一个个体生命逆转，能重新活一次，那么，决定权在谁，什么条件才有资格重新活一次等，充斥着更为复杂的伦理和法律问题，实际上也就是能否克隆人的问题。迄今，人类做出的回答是：不！

之所以说“不”，是因为这样的生命穿越在引发混乱和危机之外，也并非生命意义上完全等同地重活一次。即便用爱因斯坦遗留的普通细胞重新孕育一个爱因斯坦，未必就会类同过去的那个爱因斯坦，因为人生经历、时代变迁和社会环境决定了一个人不能两次踏入同一条河流。

即便能用诱导多能干细胞来治疗疾病，现在也冒着一个巨大的风险——诱导多能干细胞的安全性。无数的研究也已证明，无论是胚胎干细胞还是诱导多能干细胞，如果用于治疗疾病，可能诱发癌症。因为，这些细胞类似癌症干细胞，或者说这些细胞中潜伏着癌症干细胞，它们进入人体极有可能诱发癌症。这也是应用诱导多能干细胞之前必须解决的问题。

所以，2012年诺贝尔生理学或医学奖更多的是奖励研究人员的创新，它给予人类的依然是一种美好的许愿或依然是一种五彩的憧憬，而非现实。不过，这样的憧憬是可以通过人类探索的步步积累而得以逐步成为现实。

克隆羊之父与诺贝尔奖失之交臂？

2012年诺贝尔生理学或医学奖授予英国的约翰·戈登（John B. Gurdon）和日本的山中伸弥（Shinya Yamanaka），理由是，他们“发现成熟、特化的细胞可以被重编程，变成身体的所有组织”。实际上，他们的获奖是因为发现了生命可以通过克隆而逆转。

然而，生命的逆转经历了几代科研人员的探索，戈登和山中伸弥不过是这一主题研究的代表性人物。同时，作为这一主题的另两位重要人物——克隆羊多利之父，伊恩·威尔穆特（Ian Wilmut）和基思·坎贝尔（Keith Campbell）却未能获得2012年的诺贝尔奖。这是为什么？

2012年的诺贝尔生理学或医学是如何评出的，恐怕要经过50年后才能披露。但是，根据对以前历届诺贝尔奖的分析以及克隆的历史和现实，可以获得一些答案。

在证明生命可以逆转的历史进程中，威尔穆特和坎贝尔的作用是不可或缺的，然而诺贝尔奖的评选自然有其规则。其中一个规则是，每次一个项目的获奖人数不会超过3人，多利的诞生也并非威尔穆特一人之功，所以诺贝尔奖评委会难以取舍，便落下了威尔穆特和坎贝尔。

证实这一推测的是，在2012年诺贝尔生理学或医学奖宣布前3天的10月5日，坎贝尔去世，享年58岁。每年的诺贝尔奖当然早在10月之前就确定了，以此观之，落下威尔穆特和坎贝尔也是早就决定的。否则，就可能会因为诺贝尔奖不授予去世者的规定而可以加进威尔穆特，正好是3人。

比如，2011年诺贝尔医学奖就是授予三人，美国的布鲁斯・博伊特勒（Bruce Beutler）、法国的朱尔斯・霍夫曼（Jules Hoffmann）和加拿大的拉尔夫・斯坦曼（Ralph Steinman），以表彰他们在免疫学领域取得的研究成果。但是，斯坦曼在当年奖项宣布的10月3日之前的9月30日去世（享年68岁），并不知道自己会获奖。诺贝尔奖评委会也解释说，尽管诺贝尔奖有不授予去世者的规则，但鉴于确定获奖者之时斯坦曼还活着，所以当年的颁奖并不违背诺贝尔奖规则，奖项仍然颁发给斯坦曼。这也证明，每年的诺贝尔奖早在10月之前就决定了。所以，2012年的诺贝尔奖只授予戈登和山中伸弥，而落下威尔穆特和坎贝尔是早就决定的。

不过，落下威尔穆特或坎贝尔不仅仅是人数的限制，还有更复杂的原因。2005年11月23日，一直被誉为多利之父的威尔穆特被其前亚裔同事普瑞姆・辛格指控，索赔100万英镑，理由是，威尔穆特涉嫌种族歧视和非法解雇辛格，窃取多利羊研究成果（主要研究不是威尔穆特做的）和剽窃辛格的其他研究成果。

令人惊讶的是，在法庭上，威尔穆特承认，多利羊的诞生66％的成果要归功于坎贝尔，他之所以在描述这一历史性事件的报告上署名第一作者，是因为事先已和坎贝尔达成了协议。威尔穆特是多利研究项目的负责人，坎贝尔则在1991年以博士后身份进入罗斯林研究所，随后参与到多利的研究项目，完成了很多具体工作。威尔穆特的研究偏重生理学，所以需要招收在遗传学方面有专长的坎贝尔一起研究。坎贝尔到达罗斯林研究所的时候，克隆技术几乎没有进展。所以，在两个人的分工上，威尔穆特是团队的负责人，技术方面的探索，则完全落到了坎贝尔身上。1997年，多利羊的论文发表于英国《自然》杂志，引起轰动。但是，由于名利之争，作为多利羊排名第二的“父亲”，坎贝尔很快离开了罗斯林研究所。

在评价威尔穆特与坎贝尔在克隆羊多利中的贡献大小时，学术界也有人，如艾伦·科尔曼（Alan Colman）认为，多利羊论文的署名并无不当，威尔穆特也公开阐述其角色是领导多利羊研究，并且肯定了研究团队的其他人，特别是坎贝尔的贡献。在学术界，这种研究上的分工很常见。研究项目负责人提出项目构思，寻找经费，然后找到合适的人，如博士生来具体完成项目，后者可能在项目中发挥更重要的作用，但是，在研究成果发表时，还是项目负责人署名第一。正是考虑到这点，2010年的邵逸夫生命科学与医学奖授予了威尔穆特、坎贝尔和山中伸弥。

尽管如此，威尔穆特与坎贝尔在克隆羊多利中的贡献孰轻孰重多多少少还是存在说不清道不明的关系。也许，这正是诺贝尔奖评委会不得不考虑的因素，落下威尔穆特和坎贝尔也只能是诺贝尔奖评委会的最优选择。换句话说，当多利之父并不能确认之时，授奖给多利之父就无从谈起，尽管多利的重要性比肩于青蛙克隆和诱导多能干细胞。

诺贝尔奖得主能培养出来吗？

2012年9月，中国的“万人计划”正式启动实施。这一计划准备用10年左右时间，遴选支持1万名高层次人才。计划包括3个层次7类人才。第一层次100名，为具有冲击诺贝尔奖、成长为世界级科学家潜力的杰出人才。第二层次8000名，为国家科技和产业发展急需紧缺的领军人才，包括科技创新领军人才、科技创业领军人才、哲学社会科学领军人才、教学名师、百千万工程领军人才。第三层次2000名，为35岁以下具有较大发展潜力的青年拔尖人才。

当时，“万人计划”的披露让国人知道，中国实际上是在有组织和有计划地培养可能获得诺贝尔自然科学奖的得主和其他高级人才。诺贝尔奖得主是否能培养出来，这个问题不仅有趣，而且争论会非常激烈。

从已经获得诺贝尔奖的得主的情况来看，几乎没有一位在获奖之前认为自己的研究会得奖，换句话说，大凡抱着获得诺贝尔奖的动机进行科研的，没有一个是能获奖的。也就是说，在获得诺贝尔这个问题上，动机和结果好像是悖离的，而不像其他一些问题需要动机与结果的一致。最有趣的例子是，弗洛伊德自认他的精神分析理论会获得诺贝尔生理学或医学奖，而且也确实有很多权威专家多次提名他获奖，但直至弗洛伊德去世都没有获奖。

个中原因固然有诺贝尔奖评委会的评价：没有理由认为其关于梦的解析不是纯属主观的经验及对其做出的阐释。现在所见到的弗洛伊德关于精神分析的学说，在很大程度上是一种假说，被其追随者几乎作为一种宗教信仰以狂热的方式接受下来。该学说无法经受住适当的科学检验。

但是，弗洛伊德未能获奖也说明，抱着获奖的动机去进行科学研究确实无法获得诺贝尔奖。不过，这并非意味着诺贝尔奖得主不可以培养。因为，我们可以换个角度来看，科学家是可以培养的，尤其是随着时代的进步，女科学家也是可以培养的，既如此，诺贝尔奖得主为何不能培养呢？从好几年前美国的一个女科学家是否可以培养并获得诺贝尔奖的争论和事实获得某种答案。

早在2005年2月28日的美国《纽约时报》上就有一篇题为“科学家是培养出来的，而非天生的”的文章指出，女性无论是作为科学家还是诺贝尔奖得主，都有可能培养出来。例如，20世纪70年代，美国在法律、医学、兽医学和牙科学领域获得硕士学位的人中，女性不到10%，而药学领域女性不到20%。但是，在今天兽医学和药学方面获得硕士学位的人中，女性超过了男性，占2/3。

在法律方面女性则与男性等量齐观，获硕士学位者占约50%，医学超过40%，牙医超过1/3。甚至在商学院中获得硕士学位的女性也从1970年的3.6%上升到2002年的41.1%。在经济、政治和社会学等社科领域，女性获得博士学位的人也从1970年的13.3%上升到2002年的46.3%。而且美国有一个促进妇女投入科学的网站不再开列1975年以后的女性科学家名单，理由是人数太多了。

由于美国培养的女科学家逐渐增多，参与科学研究的女性也越来越多，因而这些女性中取得卓越科研成果的女科学家也成比例地增多，也就逐渐有了被诺贝尔奖评委会认可并获奖的女科学家。这篇文章的说法尚未淡化，就有美国加利福尼亚旧金山大学的伊丽莎白·布莱克本与其他二名男科学家因发现了端粒和端粒酶保护染色体的机制而共同获得2009年的诺贝尔生理学或医学奖。从这个角度看，中国如果有意要培养诺贝尔奖得主，也许有可能实现。

但是，培养诺贝尔奖得主还有一个人们可能并未理解的原则，即对事不对人，或既对事又对人。这一点在汤森路透对诺贝尔奖得主的预测中表现出来，他们的预测首先是针对一些广泛认可的重要基础研究和发现，然后再确定该研究和发现的最重要贡献者，以此预测谁能获得年度诺贝尔奖。从2001年到2012年，汤森路透正确预测出27位诺贝尔奖获得者，包括伊丽莎白·布莱克本。

这也意味着，如果只是从培养诺贝尔奖得主入手并不够，而是要通过科学和客观的分析，了解哪些研究项目是世界前沿的，能对社会和人类做出重要贡献的，并选拔和挖掘这些领域的第一流研究者，才有可能培养出诺贝尔奖得主。

当然，培养诺贝尔奖得主并非有钱就行，而是需要对科研体制和管理进行彻底的改革。例如，需要零容忍权力寻租、抄袭剽窃、弄虚作假，同时既要研究人员拥有坐冷板的坚守，也需要管理者有耐心的等待。因为，从诺贝尔奖获奖情况看，一项研究结果能获奖一般都需要30~40年的时间。在这方面，或许科研人员更有耐心和执着坚守的精神，最怕的就是管理者的没有耐心。如果管理体制还像要求研究人员如评职称和报成果一样频频施以压力，虚假成果、垃圾论文和应时研究就会充斥于科研界，培养诺奖得主也只能是一厢情愿。

奥运奖与诺贝尔奖的比较

2012年伦敦奥运会于8月12日闭幕。曲终人散之时，各国最忙碌的事务之一是盘点奖牌的进账。排在奖牌榜的前三位分别是美国，46金、29银、29铜、总数104；中国，38金、27银、23铜、总数88；英国，29金、17银、19铜，总数65。

有媒体认为，各个国家的奥运奖牌榜约等于国民生产总值世界排行榜，而且与本国的经济有正相关关系。最有力的证明是，奖牌榜前两名的美国和中国，恰好也是世界银行排名国内生产总值居世界第一和第二，而奖牌榜排名前10位的美国、中国、俄罗斯、英国、德国、日本、澳大利亚、法国、韩国、意大利，也全部跻身世界银行国民生产总值排名的前15名。

另一个佐证是2008年北京奥运会的奖牌排名。在2008年北京奥运会奖牌榜上有名的87个国家和地区中，有73个位列世界银行于当年7月公布的国民生产总值排名的前100位。

这可以理解为，一个国家经济发展了，手中有钱了，才能在具备雄厚的经济基础的“硬实力”之上，用“闲钱”和“闲力”来打造竞技体育这个“软实力”。

这种看法当然言之有理，但是，如果以奥运金牌和奖牌数为据进行衡量，认为中国的经济和国力仅次于美国而居世界第二，把其他发达国家如英国、德国、法国等都远远甩在身后，并因此而陶醉，恐怕就真有点处于醉酒状态了。

中国的金牌和奖牌数位居这届奥运会第二，当然在一定程度上证明了中国的软、硬实力，但是，如果观察另一个奖牌榜，就会清醒地发现，中国基本上没有什么实力，这就是诺贝尔奖排行榜。从1901年到2011年的111年间，排除有争议的诺贝尔文学奖和和平奖，美国迄今有293人（次）获奖，其中物理学奖92人，化学奖65人，生理学或医学奖92人，经济学奖44人。

排名在2~4名的分别是，英国，获奖总人（次）为83，其中物理学奖23人，化学奖25人，生理学或医学奖29人，经济学奖6人；德国获奖总人（次）为66，其中物理学奖21人，化学奖28人，生理学或医学奖16人，经济学奖1人；法国总获奖人（次）数为32，其中物理学奖12人，化学奖8人，生理学或医学奖11人，经济学奖1人。

遗憾的是，中国大陆在这111年间没有一人获奖，中国诺贝尔奖牌为零的状况与美、英、法等国家形成了鲜明对比。

当然，一些人一直认为，中国人没有获得过诺贝尔奖科学奖是因为西方人有偏见，然而，在排除了文学和和平奖这两类有争议的奖项后，在自然科学奖的评选上，诺贝尔奖远比奥运会奖牌更具有公正性，因为获奖的理由和标准是公开的，成果也必须经过长期公示，获奖成果对世界文明和经济发展的促进作用更需要举世公认，并可以通过宏观评估和具体量化体现出来。

例如，2009年英国华裔科学家高锟与美国科学家威拉德·博伊尔及乔治·史密斯三人获得诺贝尔物理学奖，颁奖的理由和事实是，他们共同发明了光纤通信，而光导纤维的应用成为全球信息化进程的一次革命，今天，每一个人都要使用并得益于这一发明和技术。利用多股光纤制作而成的光缆已经铺遍全球，成为互联网、全球通信网络等的基石；光纤在医学上的应用，如胃镜等内窥镜已挽救了无数人的生命，而且光纤系统还在工业上获得大量应用，在各类生产制造和机械加工中创造了更多更大的产值。

因此，比较诺贝尔奖与奥运会奖其实可能得出一些真相和更有意义的问题。真相是，诺贝尔奖也与奥运会奖牌呈正相关关系，具体的证明就是这次奥运会金牌和奖牌总数排名前三的美国、英国也在诺贝尔奖中排名前三。甚至在此次奥运会中金牌奖牌排名第6的德国和排名第7的法国，也与其诺贝尔奖获奖大国的地位相符，前者在诺奖排名中位居第三，后者位居第4。

有意义的问题是，此次奥运金牌奖牌数第二的中国为何在诺贝尔奖上为零，这是一种诺贝尔奖与奥运会奖牌恰好呈负相关的关系。而且，如果承认奥运金牌和奖牌是建立在经济发展和有钱的基础上，那么经济提升必然是建立在科技基础之上，因为科研和技术创新是经济和财富的原动力或发动机。而诺贝尔奖正是科研成果和创新的体现。从这种关系来说，美英等国是奥运金牌和奖牌依赖经济，经济则依赖科技，但在中国却在最强大的基础方面断了链，因为，中国的奥运金牌和奖牌依赖经济，但经济的发展至少体现不出是主要依赖科技和创新，即没有获得过诺贝尔奖，即使依赖科技，也是借用发达国家的技术和发明。这又是为什么？

另一方面，如果说奥运金牌和奖牌只是体现了一个国家和民族的肌肉和体能，那么，诺贝尔奖就是体现一个国家和民族的大脑和智商。为什么美、英、法等国能在展示肌肉的同时也展示发达的智商，为何中国只能展现肌肉而不能同时展示智商？

更有意思的是，中国能以举国之力来获得世界第二多的奥运金牌和奖牌，为何不能以举国之力来夺取诺贝奖的金牌？是做不到，还是不屑于做？无论是做不到，还是不屑于做，中国展现给他人的都会是四肢发达，头脑简单的形象。今天，中国奥运金牌和奖牌第二的成果的确成功地洗刷了东亚病夫的形象，但是，是否又会向世人展示一种四肢发达，头脑简单的形象？

第十六章

细胞内繁忙的物流

人体内有无数各种各样的细胞，

尽管它们非常微小，

却如同人类社会生活中的无数个企业或组织，

会生产很多物质和产品，例如粮食加工厂生产粮食。

斯德哥尔摩时间2013年10月7日11时30分（北京时间10月7日17时30分），瑞典卡罗琳医学院宣布，将2013年诺贝尔生理学或医学奖授予美国耶鲁大学教授詹姆斯·罗斯曼（James E. Rothman）、美国加州大学伯克利分校教授兰迪·谢克曼（Randy W. Schekman）和德国生物化学家托马斯·苏德霍夫（Thomas C. S ü dhof），因为他们发现了细胞内囊泡运输调控机制，也即发现了细胞内主要运输系统的机制。

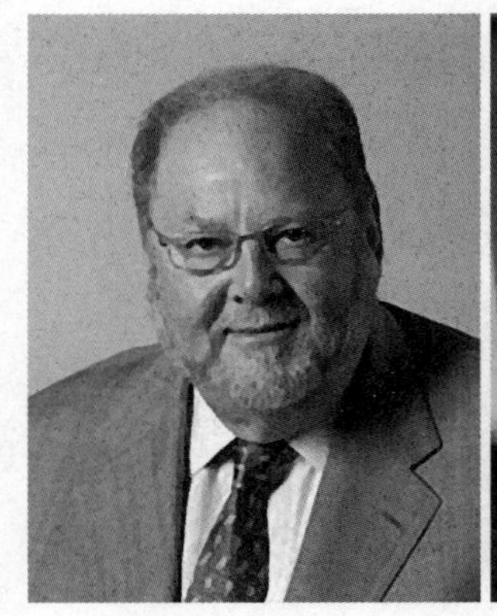

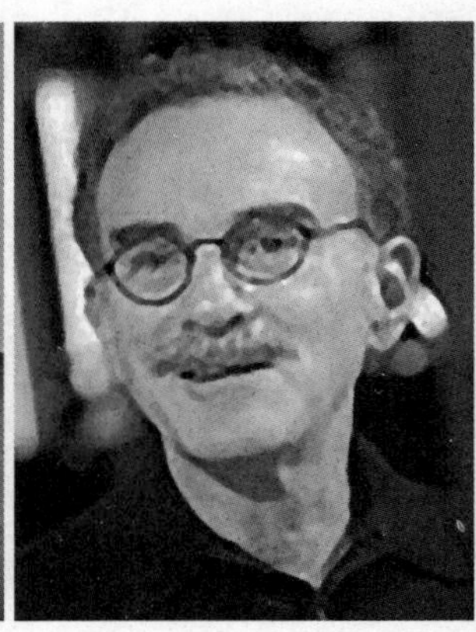

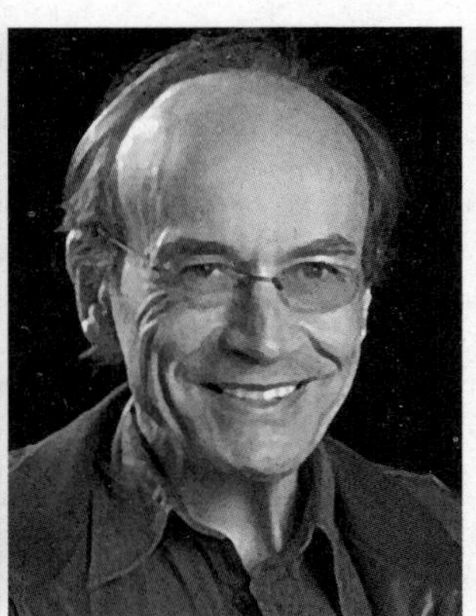

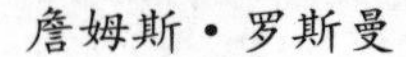

詹姆斯·罗斯曼　　兰迪·谢克曼　　托马斯·苏德霍夫

图片摄影均为马哈姆德（A. Mahmoud）

詹姆斯·罗斯曼于1950年出生在美国马萨诸塞州的哈佛希尔，1976年，他从哈佛大学医学院获得博士学位，之后在麻省理工学院担任博士后，并于1978年前往斯坦福大学，开始研究细胞囊泡。那时候他同时为普林斯顿大学，纪念斯隆·凯特琳癌症研究所和哥伦比亚大学工作。2008年，他开始在康涅狄格州纽黑文的耶鲁大学细胞生物学系担任教授与系主任。

兰迪·谢克曼于1948年出生在美国明尼苏达州的圣保罗，并在加州大学和斯坦福大学学习，之后，他在阿瑟·科恩伯格（1959年诺贝尔奖得主）的指导下开始在加州大学伯克利分校分子和细胞生物学系任教，同时，谢克曼也是霍华德·休斯医学研究所的研究员。谢克曼曾任《美国国家科学院院刊》主编，1992年当选美国国家科学院院士，2002年与詹姆斯·罗思曼因对细胞膜传输的研究获拉斯克基础医学奖。

托马斯·苏德霍夫于1955年出生在德国的哥廷根。曾就读于乔治–奥古斯特大学，并于1982年在那里获得医学博士学位，并于同年获得神经化学博士学位。1983年，他前往美国达拉斯的得克萨斯大学西南医学中心担任博士后研究工作，与迈克·布朗和约瑟夫·戈德斯坦（1985年诺贝尔生理学或医学奖得主）共事，之后，到了1991年，苏德霍夫成为霍华德·休斯研究所的一名研究员，从2008年起，他开始担任斯坦福大学分子和细胞生理学教授。自1986年以来苏德霍夫的研究已经阐明了许多主要的与突触相关的蛋白的功能。他于2013年和理查德–舍勒分享了拉斯克基础医学奖。

微小世界中的物质传递

人体内有无数各种各样的细胞，尽管它们非常微小，却如同人类社会生活中的无数个企业或组织，会生产很多物质和产品，例如粮食加工厂生产粮食。但生产出的粮食要运送到每个单位和家庭，则需要物流的配送。生物体的细胞也是如此，细胞可以生产很多蛋白质和化学物质（神经递质），并且要把它们输送到生物体所需要的地方。例如，虽然胰岛细胞生产胰岛素，但却还需要把胰岛素运送并释放到血液中。因此，细胞中也存在频繁而巨大的物流现象。

现代物流是指，物品从供应地向接受地的实体流动过程中，根据实际需要，将运输、储存、装卸、搬运、包装、流通加工、配送、信息处理等功能有机结合起来，从而实现用户要求的过程。细胞内生产和加工物质后配送到机体所需要的地方的过程也大致能满足现代物流的这些条件，因此可以称为细胞内的物流。

而且，细胞内的物流甚至比现实生活中的物流更为复杂、精准并且具有自我调控的能力，因为细胞产生的分子，如激素、神经递质、细胞因子和酶等物质有的要被运输到细胞内的其他地方，有的则要被转运出细胞。这就要求细胞生产的所有物质都要在正确的时刻被转运到正确的地点。

三位科学家都发现，细胞内的物质不是散装运输的，而是要包裹起来，正如人们寄包裹时需要打包一样。细胞生产的所有物质都是以小包，即细胞囊泡的形式传递的，而且囊泡需要在正确的时间被输送至正确地点。

囊泡是由膜包裹的微型小泡，能够带着细胞货物穿梭于细胞器间，也能够与细胞膜融合，将货物释放到细胞外部。囊泡转运系统对于神经激活过程中神经递质的释放、代谢调节过程中激素的释放等都非常重要。如果没有囊泡转运系统，或该系统受到干扰，就不仅不能维持正常的生理机能，而且会对有机体有害，如导致神经系统疾病、免疫系统疾病和糖尿病等病症。

但是，三位科学家的贡献各有不同。詹姆斯·罗斯曼阐明了囊泡与目标进行融合、使分子得以转运的蛋白质机制；兰迪·谢克曼则发现了一系列囊泡运输所需要的基因；托马斯·苏德霍夫揭示了指导囊泡精确释放物质的信号机制。因此，三位科学家分享了2013年的诺贝尔生理学或医学奖。但该年的奖金仍像以前一样有所缩水，为800万瑞典克朗（约合120万美元），由三位科学家平分。而2012年前的诺贝尔奖奖金却高达1000万瑞典克朗。

漫长的发现过程

细胞内会生产各类物质，为了确保正确的货物在合适的时间被运送到正确的目的地，需要动用多个系统。最早对这一系统感兴趣并揭示其中某种规律的是兰迪·谢克曼。他在20世纪70年代就决定利用酵母作为模式生物，研究细胞内的这种转运系统的根本动力，即基因是如何调控囊泡转运系统的。

酵母是一种用途最广但也最不起眼的微生物。由于酵母菌的研究成果不保证能应用于人类身上，谢克曼当年的首个研究资助申请被驳回。然而，他坚持研究了下去，才有了后来的成就。

通过基因筛选，谢克曼发现了细胞转运机制有缺陷的酵母细胞，在这种酵母中产生的细胞物质在转运中会受到堵塞，就像公路上的公交车拥堵一样，表现为一些细胞囊泡堆积在细胞的某些部位。原因在于，某些基因导致了细胞囊泡的运转不周和拥堵。但是，这些基因是什么，则需要发现和鉴别。于是，谢克曼一直致力于发现与囊泡堵塞相关的突变基因。通过长期研究，谢克曼鉴定了能控制细胞转运系统不同方面的三类基因。在1990年5月的《细胞》杂志上，舒克曼发表的一篇论文解释了在一大类分泌基因（sec gene）中的三个基因（sec12，sec13，sec16）变异会造成细胞囊泡的拥堵。这就能比较充分地阐释细胞囊泡转运系统的严格调控机制。

詹姆斯·罗斯曼的成就是，发现了细胞囊泡是如何在正确的地点进行释放的，正如现实生活中的物流，货物到了一个正确的目的地需要卸货一样。

罗斯曼的研究并非一朝一夕完成，而是经过了长年累月努力。20世纪80年代和90年代，罗斯曼利用哺乳动物细胞研究囊泡转运系统。在1984年12月的《细胞》杂志上，罗斯曼等人发表了一篇文章，描述了一个蛋白复合物（SNARE蛋白）可以使囊泡融合到相对应的内膜系统或者细胞膜中。囊泡上的蛋白会与内膜的特异补体蛋白相互结合，在融合过程中，囊泡和目标膜上的蛋白以类似拉链的方式结合，这样就可以使囊泡中被运输的物质（分子）到达正确的位置。

在后来的研究还发现，这样的蛋白复合物有很多，其作用也是为了确保货物被交付到准确的位置后才能卸货，所以囊泡只能与目标膜以特异性的方式进行结合。囊泡结合细胞外膜释放细胞货物的原理与在细胞内进行转运的原理是相同的。而且，谢克曼发现的那些酵母基因中，有一部分基因的蛋白产物是与罗斯曼在在哺乳动物中发现的蛋白相对应的，这也揭示了细胞转运系统有着古老的演化起源。

苏德霍夫的获奖主要源于其对神经细胞之间的功能性接触区——突触(Synapse)的研究。突触是神经信号即神经递质传输的关键通道，无数突触形成天文数字的沟通互动，从而产生人类各种活动、感觉、情绪和记忆。神经细胞产生的物质（分子）也是通过细胞囊泡的方式来传递的。

苏德霍夫在1990年的《自然》杂志上发表的一篇论文中阐明，囊泡通过与神经细胞外膜融合将神经递质释放到细胞外。这其实就是谢克曼和罗斯曼已经发现的机制。但是，苏德霍夫的发现更进了一步，囊泡只有在需要向相邻的神经细胞发送神经信号时才能将包含的神经递质释放出，那么，这个过程是怎样进行精确控制的呢？苏德霍夫解开了这个谜。

原来，钙离子参与了控制神经递质释放的过程。苏德霍夫于20世纪90年代致力于观察神经细胞中的钙离子敏感蛋白。随后他揭示了对钙离子进行应答、并促使相邻蛋白质迅速将囊泡结合到神经细胞外膜的分子机制，也即囊泡的拉链被打开、神经递质被释放。这个过程可以表述为，当突触前细胞内游离钙离子和一种蛋白——突触结合蛋白（synaptotagmin）结合时，会导致突触囊泡和细胞膜融合，使神经递质释放。

正是苏德霍夫的发现才解释了囊泡转运在什么时间发生，并阐明了囊泡中的物质（分子）可以通过信号来控制释放。

细胞内运输机制的意义

三位科学家的发现表明，生物体中的每一个细胞都像一个工厂，会生产和输出许多物质，这些物质被包裹在囊泡内运输到细胞周围和细胞外。因此，了解细胞内物质输送的原理可以指导如何在细胞内把物质在适宜的时间运送到正确的地点。这种原理特别适用于药物研发。

另一方面，囊泡以膜融合的方式运送物质也表明，蛋白质和其他物质可以在细胞内和细胞之间进行传递，细胞可以利用这一过程来阻止它们的活动并且避免混乱。因此，细胞内物流的发现也解释了为什么胰岛素释放入血液时人的生理会有较大变化，同时也阐明了神经细胞之间的信息传达，以及病毒感染细胞的方式。

当然，三位科学家，尤其是苏德霍夫的发现对今天美国继人类基因组计划之后开启的另一个宏大的科学研究——脑计划研究更有意义。神经突触是神经元信息传递的关键结构，当神经兴奋时，神经电活动传递到突触前膜，导致细胞外钙离子经过离子通道扩散到细胞内，钙离子和突触结合蛋白（synaptotagmin）是突触囊泡释放的开关，囊泡释放涉及囊泡和细胞膜的融合，这个融合过程是神经递质释放的关键步骤。

人在感觉、思考或运动时，脑内神经元之间必须进行通信联系。神经元可以在微秒时间内进行信息交换。当神经元被激活时，突触前神经释放神经递质，递质经过突触间隙扩散到突触后细胞膜，和细胞受体结合并产生作用。因此，苏德霍夫等人的发现对理解正常生理和解释一些疾病的病理方面有重要作用。

例如，通过对囊泡输送的分子机制的认识，可以观察和了解不同神经元的不同类型突触以及不同的神经递质传递的机制。而囊泡要传递细胞生产的物质，就首先需要一些分子，例如，需要突触蛋白（neurexin）和突触细胞粘附分子（neuroligin）。但是，研究表明，精神分裂症和自闭症患者的突触蛋白和突触细胞粘附分子有异常，说明这些患者存在突触传递障碍。从这个方向研究，可以找到治疗这些患者的药物或疗法。

另一方面，尽管现在人们已经认识到，当突触前细胞内游离钙离子和突触结合蛋白结合时，会导致突触囊泡和细胞膜融合，使神经递质释放，但是，有时神经递质释放得慢，有时释放得快，因此还需要对这个过程进行更深入的研究，从而进一步了解钙离子是如何与突触结合蛋白结合来调节突触囊泡融合和释放神经递质为什么有快与慢的差异，这些差异会导致哪些生理和病理现象。同时，对这一过程的了解也有利于找到治疗某些疾病的方法，如阿尔茨海默病。

此外，苏德霍夫的另一些研究已证明，破伤风菌和肉毒杆菌毒素能通过选择性阻断突触小泡蛋白和突触小体相关蛋白（SNAP-25）来抑制囊泡和突触前膜的融合。因此，通过这种机制，可以研发出治疗破伤风和肉毒杆菌感染的药物。

诺贝尔医学奖与我们有几毛钱关系？

由于发现了细胞内囊泡运输调控机制，2013年诺贝尔生理学或医学奖授予美国耶鲁大学教授詹姆斯·罗斯曼、美国加州大学伯克利分校教授兰迪·谢克曼和德国生物化学家托马斯·苏德霍夫。

然而，在诺贝尔生理学或医学奖发布会上，记者提问环节非常冷清。有人猜测，到场的记者们也不知道“细胞的囊泡运输调控”是怎么回事，当然问不出问题。显然，不少人心里在问，诺贝尔医学奖与我们的生活有一毛钱的关系吗？

如果理解了2003年的诺贝尔生理学或医学奖就会肯定地说，诺贝尔医学奖与我们的生活远不是几毛钱的关系，而是几亿、几万亿美元的关系，甚至是黄金难买的关系。因为它揭示的原理与我们的生活息息相关，每个人都会受益。

细胞内的囊泡运输就是细胞内主要的运输系统，也与今天人类社会的物流系统相似。如果说物流系统及其机制是人世间货物运转的规律，那么细胞内的物质输送系统则是生物体内物质运输的一种规律。这种规律也是一种事物运行的自组织原理，或者说是一种事物运转之道。

细胞内物质转运的机制可以简单地描述为，细胞内生产的物质，包括激素、神经递质、细胞因子和酶等，需要被运输到细胞内的其他地方和细胞外，这才能维持生物体正常的生理功能。因此，这就要求细胞生产的所有物质都要在正确的时刻被转运到正确的地点。因此，生物体中的物流其实比现实生活中的物流更为复杂、精准并且具有自我调控（自组织）的能力。

人法地，地法天，天法道，道法自然。生物体中的物质转运之道作为一种自然规律在20世纪70年代被上述三位研究人员和其他研究者揭示出来后，人们就在有意无意之间效仿这种自然之道以满足人类的需求，例如治疗疾病和养生。其中，一个最简单的效仿细胞内物质运输之道的做法就是缓释胶囊药物的发明。甚至在细胞内物质输送机制揭示之前，人类就在应用这种原理了，因为胶囊的生产技术早在1834年就在巴黎获得专利。

细胞内的物质不是散装运输的，而是要包裹起来，正如人们寄包裹时需要打包一样。其目的在于，避免在输送时遭到破坏和遗失，从而让物质能较长期地发挥作用。人患病时服用的药物也需要打包，因为药物都要经过胃肠道的消化和吸收进入血液，还要经过肝脏的分解。给药物打包运输就是要避免药物被胃酸破坏，从而让其发挥最好的效果，因为有些药物需要在肠内溶解吸收。一般的做法是，用特殊的膜材料（如明胶、纤维素、多糖等）制成的胶囊状物，把粉状、液体状等各类药物按剂量装入囊中。

此外，药物都有半衰期（药物在血液中最高浓度降低一半所需的时间），半衰期长的药物在体内消除慢，给药的间隔时间就长；半衰期短的药物在体内消除快，给药时间就短。因此，半衰期短的药物需要频繁服药以保持血液中的药物浓度。如果给药物打包，制成缓释胶囊药物，就能避免频繁服药。而且，缓释胶囊药物还能避免一般制剂频繁给药后在血液中药物浓度起伏过大而出现有效血药浓度忽高忽低的缺点。此外，缓释胶囊的毒副作用也比一般药物制剂小。所以，今天的很多药物，如布洛芬、阿司匹林、泰诺等都有缓释胶囊制剂。

可以看出，缓释胶囊药物是人类有意无意效仿细胞内物质输送机制的一种初级做法。真正有意效仿细胞内物质输送机制的是今天对癌症进行的靶向药物治疗，也可以看作是人类道法自然的高级形式，或2.0升级版。

为了避免药物伤及健康的细胞，造成“杀癌八千，伤己一万”的不良反应，需要把药物准确送达癌细胞之处，这正是细胞内物质转运的精髓——把正确的物质在正确的时间输送到正确的位置。细胞内的物质运输是通过复杂的基因调控和分子信号来实现的。因此靶向药物也效仿这一机制，针对癌症基因来开发，使得靶向药物能够识别癌细胞上由癌细胞特有的基因所决定的特征性位点，并与之结合，以阻断癌细胞内控制细胞生长、增殖的信号传导通路，从而杀灭癌细胞。

所以，目前的靶向药物包括小分子药物和单克隆抗体药物。小分子药物通常是信号传导抑制剂，它能够特异性地阻断癌症生长、增殖过程中所必需的信号传导通路，从而达到治疗目的。单克隆抗体药物则是通过抗原抗体的特异性结合来识别癌细胞并抑制或杀死癌细胞。

例如，易瑞沙和特罗凯是治疗非小细胞肺癌的靶向药物，它们可以抑制癌症生长信号传导通路中的表皮生长因子受体（EGFR）的酪氨酸激酶（TK）来阻断该信号通路，抑制和杀死癌细胞。但是，这两种靶向药物更适合东方人、非吸烟者、女性和腺癌/肺泡癌患者。这就是把正确的物质在正确的时间输送到正确的位置的一种做法。

其实，效仿细胞内物质运输机制的做法还有很多，研究人员也正在开发更多的治疗癌症和其他疾病的靶向药物。这也再一次说明，诺贝尔奖对基础研究看重的原因，因为万事万物的运行法则都是遵守自然规律的，一旦揭示出这样的规律并被人们掌握和应用到生活的方方面面，就可以造福千万人。

诺贝尔奖预测，有益也有趣

原本要在2013年10月初公布的诺贝尔奖热早在9月底甚至更早的时间就预热起来了。2013年9月初，汤森路透宣布了“预测2013年诺贝尔奖得主名单”，其中包括生理学或医学奖、物理学奖、化学奖和经济学奖最有可能获奖的得主。

这则消息在中国并没有引起人们太多关注，甚至没有获得主流媒体的报道，原因当然是复杂的。不过，了解、知道并关注这样的科学预测不只是获得一组科学知识和信息，而是对所有人生活的影响也都极为有益，甚至有趣。

诺贝尔奖获奖预测仅从未来学角度理解，就有无限的意义。其中，最重要的现实意义实际上早就被人们看到并清晰地反映出来，例如，对股市和股民的帮助。生物医药、信息技术、新材料、农业的分子育种等内容的股票已成为股民高度关注甚至加仓、建仓的目标股。

然而，诺贝尔奖预测最重要的作用在于，从观念、意识和具体行为上展示科技所具有的富民强国的强大力量。尽管汤森路透和其他媒体或学者对诺贝尔奖的预测并非完全准确，甚至挂一漏万，但是，基于一些预测的准确性和最后诺贝尔奖揭晓后的情况，至少充分地预示或指点出一个国家应当如何选择实用、富民和强国的科技项目，以及科研经费该如何分配和划拨，甚至坦率地承认，葡萄并不酸，而是非常之甜，因此应当有重点和突破，甚至是如何有所设计，中国才能夺得首块诺贝尔自然科学奖金牌。

人们对汤森路透的预测有着某种程度信任的原因在于，该机构曾在过去的12年中正确预测出27位诺贝尔奖获得者。而正确预测的基础在于，详细分析和核查过去每项研究的引用情况。一项研究如果在学界被引用得多，说明学术界首先关心这一项研究，想要证实和证伪这一研究。如果能获得反复证实并改善和扩大这一研究结果，该项研究的应用就能造福于社会和公众。反过来，公众和社会能受益于一项科学研究和发现，也证明了其有资格获得诺贝尔奖。

汤森路透的预测首先是认可一些重要的基础研究和发现，然后再确定该研究和发现的最重要贡献者，以此预测谁能获得年度诺贝尔奖。例如，被汤森路透言中的不仅有2008年的化学奖得主钱永健，而且有2009年生理学或医学奖得主伊丽莎白·布莱克本、卡罗尔·格雷德和杰克·绍斯塔克。

科研当然不是为了获得诺贝尔奖，揭示真相、造福和贡献于社会才是科研的根本目的，因此，对社会贡献大的未必能获得诺贝尔奖，但获得了诺贝尔奖的基本上是对社会贡献大的研究。钱永健是和其他二位科学家在发现和研究绿色荧光蛋白方面做出贡献而获奖，绿色荧光蛋白是研究当代生物学的重要工具，借助这一“路标，研究人员已经研究出监控脑神经细胞生长过程的方法，这在以前是不可能的。而布莱克本三人获得2009年的生理学或医学奖是因为他们发现了端粒和端粒酶保护染色体的机制，也即发现了衰老和癌症的秘密。

无疑，这些研究都能极大地造福于社会，从这个意义上看，预测得奖和最终得奖的一致性给科研人员和管理机构一种有益的启示，包括如何选择科研项目，以及如何分配科研经费。但是，从这个意义上看，中国的科学研究有喜有忧。喜的是，中国的科技论文引用截止到2013年9月已上升到世界第5位（中国科学技术信息研究所于9月27日发布的2013年度中国科技论文统计结果显示，2003年至2013年9月1日中国科技人员发表的国际科技论文共被引用709.88万次）。

但是，这并不意味着中国人在自然科学领域获得诺贝尔奖很快就会实现，因为还取决于另一个重要因素，即研究人员从事的研究项目是否为社会所需以及研究成果是否是某一领域中最重要的。另一方面，从中国科研经费的划拨也可以看到，中国科研的质量并不令人满意，如此，只能是看得见诺贝尔奖，但却摸不着。

近日，中国政府公布的2012年全国科技经费投入统计公报显示，2012年，全社会研究与试验发展(R&D)经费投入首次突破万亿元人民币大关，R&D经费投入总量位居世界第三。令人遗憾的是，中国科协一项调查显示，中国的科研资金用于项目本身仅占40%左右，60%都用于开会、出差等。大量科研经费流失在项目之外也意味着，要想使如此科研出真正的重要成果，有些勉为其难。

诺贝尔奖预测的有趣当然也可以表现在娱乐性上面。尽管科学预测不可能像足球世界杯或娱乐选秀的预测那样趣味性高，刺激性强，而且老少咸宜，人人参与，但是，如果能通过预测吸引更多的人参与到关注科学和科学内容上来，既是一种创新，也是一种造福于所有人的事。因为，科学关乎每个人的衣食住行，只是有时候人们并不能从科学与生活的直接和间接关系中感受科学，也被科学的复杂、深奥所吓跑。

因此，预测诺贝尔奖也是通过一定的娱乐性让科学具有亲和力和趣味性，让人们更亲近科学。

诺贝尔奖的中国预测靠谱吗？

2013年的诺贝尔生理学或医学奖授予了美国耶鲁大学的詹姆斯·罗斯曼、美国加州大学伯克利分校兰迪·谢克曼及德国的托马斯·苏德霍夫，因为他们解释了细胞是如何组织自身的转运系统的。

汤森路透公司此前曾预测有三项研究，即细胞死亡方式自噬、脱氧核糖核酸甲基化和HER–2/neu原癌基因方面的研究的若干科学家可能获得今年贝尔生理学或医学奖。但是，此次汤森路透并未预测成功。不过，汤森路透预测的希格斯玻色子（上帝粒子）却一语中的。比利时理论物理学家弗朗索瓦·恩格勒和英国理论物理学家彼得·希格斯因希格斯玻色子的理论预言获奖。

但是，要说汤森路透预测这一年的诺贝尔生理学或医学奖不成功也不算对，因为汤森路透早在2009年就预测过罗斯曼和谢克曼会获奖，只是落下了苏德霍夫。在此后化学和经济等奖项中，汤森路透未必能全部预测成功。不过，没有人能否认汤森路透预测的某种准确性，因为仅在在2002~2012年该公司预测的183名可能获奖的候选人中，一语中的人共有27人，算得上是神算。

与此同时，也有中国的预测。9月29日，南京工业大学校长、中科院院士黄维在迎接该校6900名本科新生的开学典礼上做了一个长远的惊人预测："十年之后的中国，像诺贝尔奖这样的国际性重要指标，在中国大地出现应该将会成为常态，而不是个案。在文学奖之后，自然科学和生命科学方面的奖项将陆续被中国人斩获，没有任何悬念……"

黄维的这番表述如果不是气壮山河，也应当是气冲云霄。但是，这样的预测能否成为现实或至少有一部分成为现实，是判断科学预测或未来学与说大话或乌鸦嘴之间一个明确的界线。尽管证明诺贝尔奖可以在未来10年成为中国常态的证据与汤森路透的预测根据有相似点，即根据发表论文后的引用数来预测，但是，汤森路透更重要的依据是，确认哪些研究是重要的基础研究和发现，然后再确定该研究和发现的最重要贡献者。

然而，黄维的根据并非如此。黄维把诺贝尔奖当作未来中国的家常便饭的证据有两个。一是中国科技人员的论文发表量和引用数，二是中国的科研水平和研发投入达到世界一流。

黄维称，中国科技人员发表国际论文总量居世界第二位，被引用次数排世界第六位，引用次数高的国际论文数量排世界第五位。不过，事实是，中国科学技术信息研究所发布的2013年度中国科技论文统计结果表明，2012年中国作者为第一作者的论文共16.47万篇，其中被引用次数高于世界均值的“表现不俗”论文只占了近三成。而且，在平均数上面，中国每篇国际科技论文平均被引用6.92次，低于世界平均10.69的数字。

至于中国的科研水平，当然有接近甚至超过国际水平的研究，但是，这些研究是什么，数量有多少，并不能获得确认。而且，即便是中国的一些研究处于对国际高水平的跟踪到并行发展水平，也未必能获得诺贝尔奖的青睐，因为诺贝尔奖选择的是第一，或者是奠基性的研究。

当然，中国的研发投入之大也是不容否认。2012年中国科技经费投入统计表明，全社会研究与试验发展(R&D)经费投入首次突破万亿元人民币大关，R&D经费投入总量位居世界第三。然而，科研成果的确是没有钱不行，但并非是有钱就行。因为，钱在科研中不是第一位的，而是从属的。

科研的第一位是创新、实干和苦干，以及需要时间和经验的积累。更令人遗憾的是，中国目前投入的科研经费大部分并未用在刀刃上。中国科协一项调查显示，中国的科研资金用于项目本身仅占40%左右，60%都用于开会、出差等。大部分科研经费都不用在直接的科研活动上，能指望科研出现什么突破性和开创性的成果？

尽管有人批评诺贝尔奖有倾向性，或者事实上诺贝尔奖也确出了某种可称不公的个例，但从诺贝尔奖的统计学分析来看，诺贝尔奖无论对于哪个国家都是大餐，而非家常便饭，就连获得诺贝尔奖最多的美国也不可能把诺贝尔奖当作家常便饭，而只是当作通过艰辛劳作，绞尽脑汁的创造后可以烹调和享用的大餐。

从1901年到2012年的112年间，美国获得诺贝尔奖有298人，堪称世界之冠。排名在2~4名的分别是，英国，获奖总人为84；德国，获奖总人为66；法国，总获奖人数为33。即便以获得奖数最多的美国而言，在112年间，也不过每年有不到3人获奖，对于他们，也只能算是大餐，而非家常便饭。没有充分的准备和有分量的成果，不仅无法吃到诺贝尔奖这份大餐，更不可能把该奖当作家常便饭来享用。

再从获奖的时间来看，一项重要的科研成果要获得诺贝尔奖一般需要三四十年的时间，甚至更长，原因是，科研成果需要重复检验。例如，高锟从1966年提出光纤通信理论到2009年获奖，至少经历了40年时间。但是，也有获奖较快的，如日本的山中伸弥在2006年证实了诱导多能干细胞，在2012年就获得诺贝尔生理学或医学奖。但是，山中伸弥只是获奖者之一，而且诺贝尔奖评委会认为，山中伸弥不过是重新验证并深化了同为获奖者的英国人戈登在1962年的发现，即已经定性定型的细胞是可以逆转的。

所以，即便10年后中国人的科研成果如雨后春笋般地出现，也需要时间来验证，到底是真还是假，是重大还是一般。要在那时就能把获得诺贝尔奖当做常态，实在有些勉为其难。

也许，黄维先生的预测要高于汤森路透，所以我们不妨期待和见证，中国人是否在10年之后拿诺贝尔奖如家常便饭。

诺贝尔奖的沾亲带故：从侄子到女婿

由于揭示了细胞是如何组织自身转运系统的机制，2013年的诺贝尔生理学或医学奖授予了美国耶鲁大学的詹姆斯·罗斯曼、美国加州大学伯克利分校的兰迪·谢克曼及德国的托马斯·苏德霍夫。

这个奖项刚公布不久，国内一些网站就发布了一则吸引眼球的消息：“中国科大‘女婿’荣获2013年诺贝尔生理学奖”。

美国和德国研究人员获得今年诺贝尔生理学或医学奖为何扯上中国科大女婿？原来，获奖者之一，德国的苏德霍夫娶了从中国科技大学（安徽合肥）毕业的女子陈路，后者现在是美国斯坦福大学医学院神经科学副教授。

这则消息与几年前的一则报道颇有异曲同工之妙。2008年美国研究人员钱永健获得诺贝尔化学奖，国内一些媒体以“钱学森堂侄等3人获诺贝尔化学奖”进行了热情报道，可惜并未赢得掌声，反而落得多处不讨好，例如，钱永健不领情，公众也予以冷嘲热讽。

不过，这次中国人与诺贝尔奖的沾亲带故从堂侄上升到女婿，是否就能让中国人尝到诺贝尔奖（确切地说是诺贝尔科学奖）的鲜味呢？看来实际情况也满不是那么回事。从钱永健当时颇令中国人寒心但确实是很冷静客观的回答就能知道与中国人结亲的对方，如侄子和女婿们是什么态度。

在接受媒体采访时，钱永健先承认自己不会说中文，其次称“我不是中国科学家”“因为我是美国生美国长”。至于和钱学森的关系，钱永健也实话实说，“其实连面也不曾见过，当然，我知道他是一名著名科学家。”但是，为了不扫中国人对钱永健套近乎的热情，他也表示，“如果中国人能为我的获奖感到高兴与自豪，并且能使更多的年轻人加深对科学的兴趣的话，将是一件非常好的事情。”

不过，苏德霍夫成了中国人的女婿，是否也会像钱永健那样理智地否认自己获得诺贝尔奖与中国没有一毛钱的关系，这一点不得而知，因为苏德霍夫并未表态。不过，可以分析和想像，以他们的思维方式和做科学研究的严谨态度来看，会做出相似的回答。

然而，按照中国人的思维方式，当中国人与外国人结为夫妻之后，能说丈夫获得诺贝尔奖与妻子没有一毛钱的关系吗？中国人常说也常认为，男人的一半是女人，丈夫的功劳也有一半是妻子的，反之亦然。所以苏德霍夫的获奖也有陈路的一半。中国文化似乎爱持这种模糊观念，不过，真要化解为科学态度，就得看看陈路是否对苏德霍夫的研究做出了贡献和帮助，比如对苏德霍夫的研究思路提供过建议或启发，或者说对苏德霍夫的研究进行过具体的帮助，并且做过具体的工作，如参与到试验中。

如果有，当然苏德霍夫的获奖就有陈路的些许功劳，如果没有，则这种沾亲带故的关系只能划归到夫贵妻荣的观念中去，真的与诺贝尔奖没有一毛钱的关系。这便是两种文化和思维的差异，同时也能解释为何中国人会乐此不疲地要与诺贝尔奖沾亲带故，不能获奖，则与获奖者套上关系也算是很有面子。

其实，人人都清楚，中国人要真正与诺贝尔奖有直接关系并获得荣誉，就是潜下心来研究，拿出一流的研究成果，获得诺贝奖，拐弯抹角地套近乎虽然是中国关系学的核心和准则，但用在科研领域则既不能获得成果，也不能真正与诺贝尔奖有丝毫关系。

尽管到2012年后中国科技人员发表国际论文总量即已居世界第二位，被引用次数排世界第六位，以及中国的科技经费投入总量位居世界第三（2012年中国科技经费投入首次突破万亿元人民币大关），但是，中国堪称真正具有重要或位居世界第一二位研究成果的却并不多。造成这种状况的原因显然已经不是科研经费和论文发表量和引用量的问题，而是科研制度的问题。

对此，2009年诺贝尔物理学奖得主之一高锟的情况也能让人们清醒很多。高锟虽然是华人科学家，却拥有英国和美国双重国籍，所以高锟也与钱永健一样，否认自己是中国人。高锟认为，自己的研究不是在中国做出的，而是在英国标准电话电缆公司任职时完成的。

同样是华人，在不同的环境中就能取得卓越成果并获得诺贝尔奖，这是中国目前的科研真的需要思考的地方。如果花了纳税人巨额的钱，而且也发表了海量的论文，并且论文引用量也高居榜首，却拿不出像样的成果并获得诺贝尔奖，会真的让国人失去信心，如此才一再要与诺贝尔奖获得者扯上沾亲带故的关系。

侄子和女婿之后是谁呢，七大姑八大姨，或者是儿媳，甚至儿子？不过，即便是儿子，能比得上自己直接获奖更有意义和刻骨铭心吗？

第十七章

人类为何不迷路？

我们如何知道我们身处何方？

我们怎么找到从一个地方到另一个地方的路径？

我们如何存储这些信息，从而能够在下一次立即找到这条路？

瑞典卡罗琳医学院诺贝尔奖评选委员会于2014年10月6日宣布，当年的诺贝尔生理学或医学奖授予英国伦敦大学学院教授约翰·奥基夫（John O'Keefe）、挪威科技大学教授梅·布里特·莫泽（May-Britt Moser）和其丈夫爱德华·莫泽（Edvard I. Moser），因为他们发现了组成大脑定位系统的细胞，由这些细胞组成的系统就是“大脑中的GPS”。2014年诺贝尔生理学或医学奖奖金共800万瑞典克朗（约合人民币678万元），奥基夫将获得该奖项一半的奖金，莫泽夫妇共同分享另一半奖金。

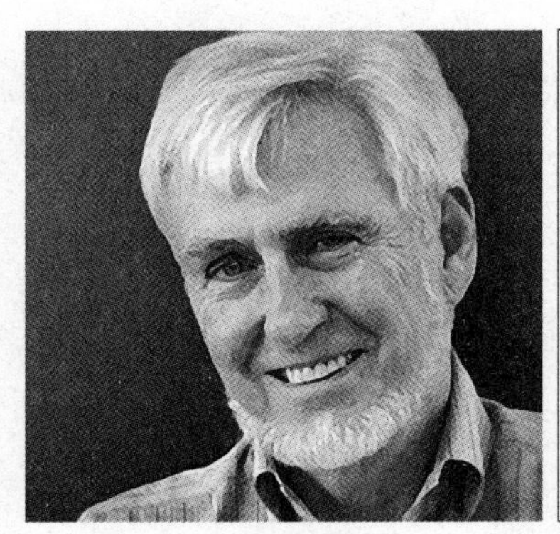

约翰·奥基夫

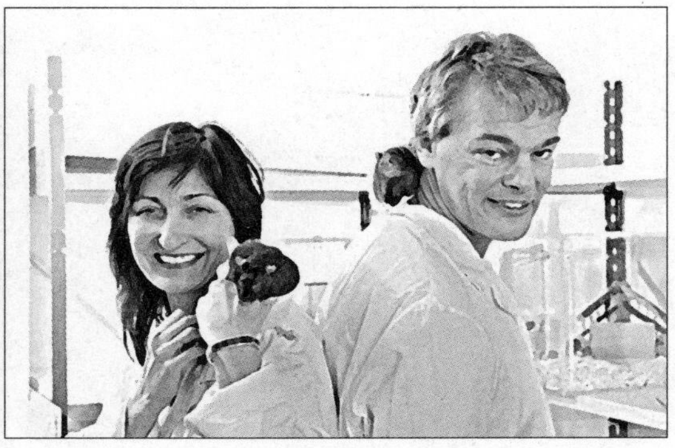

莫泽夫妇

图片摄影均为马哈姆德（A. Mahmoud）

人脑中的定位系统

“我们如何知道我们身处何方？我们怎么找到从一个地方到另一个地方的路径？我们如何存储这些信息，从而能够在下一次立即找到这条路？”三位获奖科学家的研究解释了这些问题，人类大脑中一个内置的定位系统可以为人们导航和定位。尽管三位科学家研究所处的时空并不相同，但是他们的研究都和大脑定位系统的细胞有关。

探索大脑定位系统的背景

研究人员对大脑定位系统的探索既有生物学原因，又有社会和哲学背景。

最先引发人们关注大脑学习、记忆和辨认方向的原因是研究人员对大脑海马体（海马区、海马回）取得了初步的认知。海马体是哺乳类动物中枢神经系统中的一个特殊部位，是大脑边缘系统的一部分。海马又是海马体中的一部分。海马体内部的形态比较直观，层级清晰。海马区中的神经细胞的细胞体和其神经网络区域呈层状排列，根据这些排列，海马体可分为齿状回、海马、下托、前下托、傍下托、内嗅皮层。其中，齿状回、海马、下托的细胞层为单层，合称海马结构，其上下夹杂有低细胞密度层和无细胞层。海马区其他部位的细胞是复层结构。

早在20世纪初就有科学家认识到海马对于记忆和学习有非常重要的作用。1957年，加拿大蒙特利尔神经病学研究所的科学家米尔纳(Brenda Milner)等人发现，一位叫亨利（Henry Gustave Molaison）患者长期患有癫痫病，因此决定对其进行手术，手术切除了亨利颞叶皮层下一部分边缘系统组织，其中包括两侧的海马区，手术后亨利的癫痫症状被有效控制，但自此以后亨利丧失了某种记忆能力。

亨利被诊断为颞叶遗忘综合征，这类患者的特征是无法获得新记忆，也无法回忆损伤前几年内的记忆，但是能回忆起比较早期的记忆，语言、感觉和分析等能力不受影响。因此，米尔纳认为，不同类型的学习记忆由不同的大脑区域来掌管。海马区不仅与记忆有关，也与人们记忆位置和方向有关。

另一方面，更早的时候，人们也认为寻找正确的道路和辨别方向是人的一种先验知识。例如，200多年前，德国哲学家康德就提出，人们拥有一些所谓“先验知识”，它们独立于人的经验而存在。而且，他将空间的概念视为思维的内在属性之一，是人们感知世界的唯一方式。但是，这只是一种设想，需要用科学试验来验证

到了20世纪中叶，行为心理学研究开始崭露头角，人们开始用动物实验方法探究所谓先验知识等问题的答案。美国行为心理学家、美国心理学会主席爱德华·托尔曼（Edward Chace Tolman）在观察小鼠走出迷宫的行为方式时发现，小鼠可以学会如何判断路径。由此，托尔曼提出了“认知地图”的概念，认为这种认知地图形成于大脑中，可以让小鼠找到前行的路径，而且，这也与记忆有关。人类同样是靠这样的方式来判别方向和找到道路的。

对位置的感知以及判断方向的能力是人们生存的基础。对位置的感知构成人们在环境中对自身所处地点的知觉。而在行进的过程中，人们也会判断运动状态、距离和当前的位置。那么，人类和动物的这种地图，即大脑定位系统是如何形成的？人们又是如何能够在复杂的环境中找到方向？

这些问题促成了后来奥基夫、莫泽夫妇和其他研究人员积极探索人类和动物大脑中的定位系统。

奥基夫和位置细胞

英国伦敦大学学院教授约翰·奥基夫的贡献在于，他最早发现了动物和人大脑中的位置细胞，这种位置细胞是构成大脑定位系统的关键细胞之一。

奥基夫1939年11月18日出生于美国纽约，父母都是爱尔兰人。奥基夫大学毕业于纽约城市学院，1967年他从加拿大麦吉尔大学获得生理心理学博士学位。之后，他进入伦敦大学学院做博士后。1987年至今奥基夫担任伦敦大学学院认知神经学教授，拥有美国和英国双重国籍。目前，奥基夫是伦敦大学学院神经回路与行为中心主任。

最开始，奥基夫是被大脑如何控制行为的机制深深吸引。20世纪60年代末，他决定采用神经生理的方法对这一问题进行研究。为此，必须要掌握一些技术，其中就必须熟练记录动物单个神经元电活动。奥基夫在博士和博士后的研究中掌握了这一技术，因此，他可以对在盒子或房间内自由跑动的小鼠大脑进行观察。

1971年，奥基夫在记录小鼠大脑内海马体单个神经细胞信号的过程中注意到，当小鼠位于房间内某一特定位置时，一部分神经细胞会被激活；但当小鼠在房间内的其他位置时，另外一些细胞显示激活状态。例如，小鼠在到达一扇门和一堵墙时，便有不同的神经细胞激活。

从这些现象着手，奥基夫分析认为，这些被激活的细胞就是小鼠感知自身位置的位置细胞，这些位置细胞并非只是简单接收视觉信息，而是在构建小鼠辨识自己所在房间的大脑地图。同时，海马体会根据不同的环境产生大量的地图，这些地图在动物所处不同环境时由大量神经细胞共同作用而形成。因此，生物体对环境的记忆可以用海马体中神经细胞特定激活组合的方式来进行存储。

此外，基于对小鼠的实验发现，奥基夫和美国亚利桑那大学的神经科学家纳达尔（Lynn Nadel）共同撰写了一本专著《海马体是一个认知地图》，详细描述了大脑中的海马是如何帮助动物和人定位的，其本质就是，海马是大脑中一种内在的定位系统。

当然，奥基夫的发现只是阐明了大脑定位系统的一个方面，还不能全面解释人们是如何感知自己所处的方位以及人们在运动和行走中如何辨别距离，余下的工作则由莫泽夫妇来完成，而莫泽夫妇又曾师从奥基夫。

莫泽夫妇与网格细胞

莫泽夫妇的贡献在于，他们发现了大脑定位系统中的另一种细胞——网格细胞。这些细胞产生一种坐标体系，从而让精确定位与路径搜寻成为可能。而且，他们后来的研究还揭示了位置细胞以及网格细胞是如何让定位与导航成为可能的。

梅·布里特·莫泽于1963年1月4日出生，是挪威心理学和神经科学家，挪威科技大学卡维里（Kavli）系统神经科学研究所和记忆生物中心奠基人。梅·莫泽1995年获得神经生理学博士学位。爱德华·莫泽出生于1962年4月27日，是挪威科技大学神经科学和心理学教授，他和妻子梅·莫泽在2002年共同创办了记忆生物学中心和卡维里研究所，2014年他成为美国科学院外籍院士。

20世纪80年代，奥基夫发现大脑中的位置细胞后，莫泽夫妇就感到这一研究不仅有意思，而且意义重大，因而投入对到大脑空间记忆的研究中。莫泽夫妇反复对小鼠进行实验发现，当小鼠经过更广阔和复杂的地形时，小鼠大脑临近海马体的另一个名叫内嗅皮层部位的神经细胞发生激活。这些细胞都会对特定的空间模式或环境作出反应，它们在整体上构成所谓的网格细胞。

这些细胞组成一个坐标系统，就像人们绘制的地图以经线和纬线来划分一个个不同方向和位置的坐标，从而让空间和地面导航成为可能。

而且，内嗅皮层区域的其他细胞能够判断自身头部对准的方向以及房间的边界位置，这些细胞与位于海马体内的位置细胞相互协调，构成一个完整的神经回路。这个回路系统构成了一个复杂而精细的定位体系，这就是人们大脑中的定位系统。

不过，莫泽夫妇的发现显然更为曲折一些。他们早在奥斯陆大学上学时就接受电生理学家皮尔·安德森（Per Andersen）的指导，在切除小鼠的海马体进行研究时发现，海马体的一侧在空间记忆方面要比另一侧重要得多。大学毕业后，1996年，莫泽夫妇到位于特隆赫姆的挪威科技大学任助理教授。正是在这段时间，他们发现了网格细胞。

他们向解剖学家请教后认识到，要准确探索小鼠大脑电流的情况必须将电极插到大脑合适的位置。内嗅皮层是大脑后下方一处垂直方向上的微小组织。过去，研究人员对这一不起眼的组织并没有太多关注，因为这个部位除了非常难于接触外，还在于其一侧有一条大血管经过，在这里进行操作可能引起致命后果。因此，植入电极的最佳位置是避开血管，并在靠近大脑皮层的地方。

然后他们把灵敏度极高的电极植入小鼠大脑，可以记录到来自小鼠内嗅皮层单个神经细胞的信号。他们让小鼠在实验盒子中行走，并持续记录它们的大脑电信号。这些信号会被送入计算机并匹配这些神经细胞被激发时小鼠在盒子中所处的位置。通过这种方法，他们观察到从内嗅皮层传导出的大量大脑的信息流，这是一个突破性的发现。

但是，对于记录到的小鼠大脑的这些总是重复的信号有什么意义，莫泽夫妇还不能确定。不过，一个假设在他们头脑中显现，如果能让小鼠的活动范围更大，那么小鼠大脑中出现的信号就有可能显现出更大的尺寸，也更容易显示其意义。于是，他们把小鼠装入更大的盒子中让小鼠在其中奔跑。结果，计算机上的图形模式渐渐清晰起来，这是一个呈六边形的网格形状，就像一个蜂巢。

然而，在小鼠活动的盒子里并没有六边形状存在，这一形状是在小鼠的大脑内抽象地形成并叠加于环境背景之上的，当小鼠经过这一抽象六边形上的某一点时，某一对应的神经细胞就会被激活。于是，莫泽夫妇终于意识到，这就是大脑空间的经纬系统，也即大脑的图形语言，大脑正是依靠这种语言来描绘周围的空间环境的。2005年，莫泽夫妇正式发表了他们的研究结果。

大脑定位系统的数学原理

奥基夫发现的位置细胞对于了解大脑如何产生创造行为具有重要作用，莫泽夫妇发现的网格细胞则让人意识到，这些细胞是在帮助大脑划分空间，精确计算所处空间起点到目标位置的距离。这两种细胞的发现不仅帮助科学家在“了解不同类别神经细胞如何协调工作、执行更高大脑机能”方面带来重要突破，而且从理论高度解释了为何人们会不迷路。

再后来，其他研究人员对人大脑的研究进一步证明和阐明了莫泽夫妇的发现。内嗅皮层的第Ⅱ层含有的星状细胞就是网格细胞，可以在大脑θ波频范围内呈现出局部阈下膜电位振荡特征。同时，内嗅皮层接受前下托细胞（头朝向细胞）的信息投射，获得头部朝向的信息。不同头向细胞投射来的方向信息通过内嗅皮层神经元不同树突的θ波振荡反映出来，并进行叠加整合。躯体输入的θ波振荡（速度信息）与各神经元θ波振荡（方向信息）上的相位差整合过程实际是速度信息的整合过程，由此完成路径整合过程中利用自身运动信息（方向和速度）实现空间记忆的编码功能。

此外，深入解读莫泽夫妇的研究成果就会发现，人的大脑中的网格细胞遵循着一种严格的数学公式在运行，这种数学公式的产生也得力于神经细胞的排列位置。例如，那些产生较小图形以及较窄空间间隔的细胞都位于内嗅皮层的顶部，而那些产生较大网格的细胞则位于底部的位置。

此外，那些产生相同大小与方位图形的细胞似乎都聚集在一起，形成一个独立单元。这些单元沿着内嗅皮层上下方向分布的顺序排列，并且所有这些单元从小到大，每隔一个产生图形的大小都扩大1.4倍。这种倍数关系是一种简单的数学公式，但又让大脑容易记住空间位置。

另一方面，在小鼠大脑中，那些对应相对盒子边界不同位置的网格细胞无规则地散布在整个内嗅皮层结构之中。如果这样的结构也存在于人的大脑之中，就是在人们无意识的情况下发挥导航功能，因为大脑中的网格细胞会在人们经过任何地方时自动记录自己所处的位置。

此外，网格细胞也展示了人们大脑中另一种数学能力，即对几何图形的辨识。因为数学家发现，六边形是借助最小网格数量达成最高空间分辨率的最优化图形方案。这种形式最节约能量，也展示了大脑在进化中逐渐发展为精确和有效地指挥人们的行动。

有了大脑中的位置细胞和网格细胞，无论人们是在旅游探险，还是在大街上行走，都会确保人们不迷路，因此也不必让人们每次到访一个城市时都带着地图找路，因为大脑中已经有了地图。没有这些定位系统细胞，人们就很难生存。

当然，大脑定位系统的发现还有其他意义。奥基夫发现位置细胞为人类的认知带来了革命，而莫泽夫妇发现网格细胞不仅有助于了解记忆产生的过程，解释人们经常依据地点回忆起事件的现象，而且还能依靠这一发现提供防治阿尔茨海默氏症（老年痴呆症）的线索。

探秘大脑中的GPS是无用的知识吗?

尽管人们外出旅行和探险会有时迷路，但大多数人除了靠指南针的帮助外，都会依靠一种本能来辨别方向而不迷失方向，这就是我们大脑中的“全球定位系统”——GPS。现在，揭示了人脑中GPS的三位研究人员获得了2014年的诺贝尔生理学或医学奖。他们分别是，英国伦敦大学学院教授约翰·欧基夫、挪威科技大学教授梅·布莱特·莫索尔及丈夫爱德华·莫索尔。

大脑的GPS由三种不同的定位细胞组成，分别是位置细胞、头部方向细胞和网格细胞。尽管这些细胞决定了人类不迷路，可是一个问题油然而生，诺贝尔生理学或医学奖为何要颁发给对大脑GPS的研究成果?

揭示大脑中GPS的奥秘既不能让人发财，也与医生治病和研发药物无关，却能受到诺贝尔生理学或医学奖的青睐，原因何在?

其实，这是诺贝尔奖评审的一以贯之的特点和风格之一，注重基础研究和发现，揭示人类和自然的奥秘。尽管100多年来，诺贝尔生理学或医学奖主要是奖励了那些对保障人类生命健康和提高人们生活质量做出巨大贡献的医学成果，即主要颁发给那些创造性医学研究成果，例如，巴甫洛夫因创造性地提出并证明高级神经活动的条件反射学说而获得1904年的诺贝尔医学奖；其次是奖给了那些防治最严重地威胁人类生命和健康疾病的医学成果，例如，澳大利亚的霍华德·弗洛里爵士因“发现青霉素及其对各种传染病的疗效”而获1945年的诺贝尔生理学或医学奖，而且这一研究也最广为人知，但是，诺贝尔生理学或医学奖也特别重视那些基础性的研究，或者说在今天或未来想不出来对实际生活有何意义的成果。

2014年的诺贝尔生理学或医学奖就是一个典型的例子。显然，人类大脑中GPS的发现并不能通过医学的手段，如移植一些定位细胞到“路盲”的大脑中以帮助其不迷路，但是，对这一研究肯定并分奖揭示出的是一种人类亘古以来所追求的一个哲学命题：认识你自己。而在人类的认知中，认识你自己最难。

“认识你自己”相传是刻在德尔斐的阿波罗神庙的三句箴言之一，也是其中最有名的一句。另外两句是“你是”和“毋过”。“认识你自己”或者出自古希腊七贤之一、斯巴达的喀隆，或者出自泰勒斯，或者出自苏格拉底，其传统阐释是要让人有自知，人只是人，并非诸神。

但是，当科学与人文结合之后，认识你自己就有了新的和进一步的认识。在这个层面，大的问题有，人来自哪里，又将走向何方；小的问题则有，为何人能直立行走，以及今天揭秘的人除了借助指南针之外，为何能够不迷失方向，这就是大脑中的定位系统在起作用。

当把科学应用到社会和生活之时，就可以再进一步解释，人为何成其为人。因为，人必须具有知识，才能达到善；无知是一切罪恶的首要根源，需要把知识和道德合二为一，才能达到善行和获得幸福的生活。

诺贝尔生理学或医学奖并非第一次奖励这种纯粹的“无用”的知识，历史上另一个“无用”的知识受到诺贝尔奖的青睐是1973年的诺贝尔生理学或医学奖，奖励的是基本与生理学或医学无关的领域，康拉德·柴卡里阿斯·洛伦兹、K·弗里希和N·廷伯根三人因其揭示了动物本能的固定行为模式和动物学习的“铭记”等概念而获奖。

通俗地讲，如果一只灰雁或鸭子生下来就与洛伦兹或一条狗在一起，它就会把后者当做其母亲而不离不弃，始终跟随，这就是铭记。这个发现与医学无关，也不是让人类“认识你自己”，而是让人类认识动物并了解动物的心理，有用吗？

其实，从长远的观点看是有用的，如果我们不能认识动物、环境和生态，人类能活得更自如和更舒适吗？今天的人脑GPS成果获奖是人类“认识你自己”的经典之作，无论如何，大脑中GPS细胞的发现让人类更多地认识了自我，并且有了在地理环境中不迷路的基础，至于事业、生活和政治中的是否迷路，与大脑中的GPS并无多大关系。

大脑中的GPS到底有什么更大和更深的用途，且看未来分解。

诺奖洋女婿该不该攀？

2014年诺贝尔化学奖授予了美国科学家埃里克·白兹格、威廉姆·艾斯科·莫尔纳尔和德国科学家斯特凡·W·赫尔三人。白兹格的夫人吉娜曾就读于安徽蚌埠一中，后来去美国加州大学伯克利分校并嫁给了白兹格。于是，安徽蚌埠一中给“女婿”送上祝福。

蚌埠一中攀诺奖洋女婿的举动随即招来各方“痛批”和冷嘲热讽，很多网友认为白兹格获奖跟蚌埠一中没有关系。显然，蚌埠一中受到“痛批”当然是“自作自受”，因为其认女婿存在不适当的时间、不适当的范围和不适当的内容。如果把这几方面的因素刨除，白兹格的洋女婿要不要认呢？其实，不管你认不认或承认不承认，这个洋女婿的身分都摆在那里，不会消失。

当然，蚌埠一中是不能认白兹格为女婿的，因为真正能认白兹格为女婿的也只有吉娜的父母。即便要广义地认白兹格为女婿，也不止蚌埠一中，还有蚌埠大庆路小学、中国科技大学和加州大学伯克利分校，因为吉娜在这些学校都上过学。因此，最大的公约数应当是，白兹格是中国（人）的女婿。

认白兹格为女婿在现阶段当然有攀龙附凤之虞，所以有网友称白兹格获奖与吉娜或中国没有一毛钱的关系。其实，只要现在白兹格与吉娜还是夫妻，就不能说白兹格的获奖与吉娜没有关系。这首先要认定，吉娜是何时嫁给白兹格的。虽然媒体没有披露他们结婚的时间，但吉娜应当是在白兹格获奖的较早之前，是在21世纪初吉娜去美国认识了白兹格之后，其间至少有10多年时间。

即便吉娜的专业与白兹格不搭界，但无论中西方，家庭结构一般都是妻子辅助丈夫，如果没有吉娜做好内勤和悉心照料，白兹格不会全身心地投入科研，仅此而言，白兹格的获奖就与吉娜关系超过了一毛钱。另一方面，吉娜与白兹格的研究方向和内容是相同和相似的，即研究界面非线性光谱、生物成像，没有共同的爱好和学术研究内容，也许二人不会结为夫妻。因此，从专业内容来说，吉娜显然比白兹格的同事更能经常与白兹格讨论、交流甚至提供重要帮助。从这个意义上看，吉娜对于白兹格获奖的贡献就大大超过了一毛钱。

不过，问题进一步深化和发展的视角是，白兹格获奖需要借鉴的内容和期盼，也就是应当是将来时而非现在时。无论蚌埠一中的攀婿，还是中国人的认婿，都应有一个明确的内容，那就是夫妻关系不只是生活的意义，而是具有职业、事业的全方位意义。诺贝尔奖就是这种全面意义的较高体现。

在诺贝尔奖的历史上，迄今已出现了5对夫妻共同获奖或前后获奖的事例，这对于无论促进女性献身于科学，还是诠释比翼齐飞的夫妻关系都意义重大。例如，法国的玛丽·居里和丈夫皮埃尔·居里因证实镭的存在获得1903年诺贝尔物理学奖。这是夫妻双双因为共同的兴趣和共同参与研究而获奖的典范，而这个典范又很幸运地言传身教给了居里的长女伊雷娜·约里奥-居里，她和其丈夫弗雷德里克·约里奥-居里也因共同的兴趣和研究而发现了人工放射性，由此双双获得1935年诺贝尔化学奖。

历史是相似的。2014年的诺贝尔生理学或医学奖也是夫妻共同成功的典范。获奖的爱德华·莫泽和梅·布里特·莫泽在同一所大学读书，大学一毕业就结婚，因为志趣相投一同赴英留学，又一起回到挪威，在同一所大学任教。在获得诺奖之前，两人因共同的兴趣和研究成果得过多项专业奖项，成为所在研究领域的领军人。

尽管吉娜没有与白兹格共同获奖，但是可以着眼于未来。虽然不能肯定二人未来还能共同获奖，但是，共同的爱好和专业领域必然会有共同合作的研究课题与成果，能够取得与居里夫妇和莫泽夫妇一样的成果和荣誉，也应当是无论是中国人还是美国人，以及所有人都会不吝献出的共同祝福。这是将来时的第一个解读。

祝贺或认亲白兹格的未来时的第二种情况是，当中国有更多的洋女婿和洋儿媳时，尤其是科技界的联姻时，也是中国科技发展和走向世界，并离诺贝尔奖更近的开端。在吉娜之前，中国科技大学毕业的陈路嫁给了德国的苏德霍夫，后者是2013年诺贝尔生理学或医学奖得主之一，这不能不说是一种奇特的诺奖洋女婿现象。就积极的意义而言，这种联姻早就超越了生活和文化意义，而可能更多地体现在科技意义上。因为，夫妻联袂研究更可能获得成果（因为今天的研究都是团队型的，夫妻也更为忠诚和团结），同时，即便夫妻未必能双双获奖和取得成果，借联姻的方式，中国人也可以学到更多的先进的科研思维、方式和创意。

讲关系是最令中国人痛恨的现象，但是，中国人在生活的方方面面也都不得不讲关系，而且，当讲关系的合理意义能体现出来时，又有谁不讲关系呢？科研和诺贝尔奖也讲关系，师从关系是一个最普遍的关系，今年的诺贝尔生理学或医学奖就是一个典型的师从和夫妻关系——莫泽夫妇曾师从奥基夫。而且，不仅在诺贝尔奖中，在其他方面，夫妻关系也更可靠。

所以，认或攀洋女婿要看怎么认和怎么攀。

而且，1993年诺贝尔生理学或医学奖的得主之一、英国科学家理查德·约翰·罗伯茨在谈到如何才能获得诺贝尔奖时也指出，要留意家族遗传和世袭。在这个方面，诺贝尔奖的评选和颁发历史已经提供了明白无误 的信息。

在诺贝尔奖的历史上既有父子和师生共同获奖，也有夫妻共同获奖的情况。迄今，已经有五对夫妇共同获奖，他们分别是：

1. 1903年的诺贝尔物理学奖。法国的玛丽·居里和丈夫皮埃尔·居里因证实镭的存在获得1903年诺贝尔物理学奖。

2. 1935年的诺贝尔化学奖。32年后，居里夫人的长女伊雷娜·约里奥·居里和丈夫弗雷德里克·约里奥·居里一道因对人工放射性的研究而获1935年诺贝尔化学奖。

3. 1947年的诺贝尔生理学或医学奖。捷克的卡尔·科里和妻子吉蒂·科里共同发现糖代谢中的酶促反应而被授予1947年的诺贝尔生理学或医学奖。

4. 1974年的诺贝尔经济学奖和1982年的诺贝尔和平奖。瑞典的贡纳尔·默达尔和阿尔瓦·米达尔夫妇获得的是不同奖项。默达尔与哈耶克一同获得1974年诺贝尔经济学奖。默达尔的妻子米达尔获得1982年诺贝尔和平奖。

5. 2014年的诺贝尔生理学或医学奖。挪威的梅·布里特·莫泽和爱德华·莫泽（现年分别为51岁和52岁），是历史上第五对共同获得诺贝尔奖的夫妇，也是生理学或医学奖领域第二对同时获奖夫妇，同时梅·布里特·莫泽还曾师从今年同时获奖的奥基夫，可谓师生同时获奖。

英雄不问出身

瑞典皇家科学院10月7日宣布，将2014年诺贝尔物理学奖授予日本的赤崎勇、天野浩和中村修二，以表彰他们发明蓝色发光二极管（LED），并因此带来新型的节能光源。

当人们在打听被称为“蓝光之父”的中村修二的出身时发现，诺贝尔奖评委会这次再次做出了英雄不问出身（处）的选择，而是只问结果、成果、能力和实力。尽管中村修二现在是美籍日裔研究人员，而且镀了一身金——

美国加州大学圣塔芭芭拉分校教授、日本爱媛大学客座教授，但是在发明蓝色发光LED的时候只是在日本一家小公司——日亚化学公司工作，就是一名技术员吧，顶多也就是一名工程师。

中村修二作为一个小小的技术员能于1991年在学术刊物上发表其第一篇英文文章，介绍其发明的高质量氮化镓薄膜的生长方法，之后蓝光LED在美国旧金山材料春季会议上点亮，引起了在场科学家的轰动，按一般人的看法，这不该是什么小公司技术员的发明，至少应当是世界名牌大学，如哈佛、剑桥，或世界著名的研究机构，如英国卡文迪什实验室、美国贝尔实验室的专家、教授才会创造出来的东西。

事实刚好相反，爱好钻研，动手能力很强的名不见经传的一个小公司的技术员也能捣鼓出世界级的发明，正应了中国那句古语，山不在高，有仙则名；水不在深，有龙则灵。不过，尽管中国早就提出了英雄不问出身（处）的观念，但在实际做法上却总是英雄要问出身。今天，对一个人毕业的大学都要问出处，唯211、985大学是瞻，要想人才在非211、985大学和其他小研究所、小公司脱颖而出，恐怕比登天还难，更别说捣鼓出能获得诺贝尔奖的发现和发明了。

不过，中村修二的创新能力和自信是金子总会发光的坚韧精神也并非与生俱来，是既逼出来的，又是修炼出来的。在日本的公司工作，技术员、工程师无非就是一名员工，尽管中村修二接着蓝光LED之后，又捣鼓了蓝色激光器（蓝光DVD），但日亚化学公司如同其他公司定下的规矩一样，发明的蓝光LED技术专利归公司，中村修二只获得可怜的2万日元奖励（按当时的汇率约为200美元）。

中村修二意识到，自己的权利该靠自己去争取，于是在2001年将自己的雇主日亚化学工业公司告上法庭，讨要发明的收益。2004年，东京一家法院判决日亚化学公司向中村修二支付200亿日元（1.83亿美元）补偿金。这个事情说明，成果和权益不是自己送上门来的，应当像中村修二那样去争取和抗争。

中村修二的获奖还让人品味到，也许是诺贝尔奖评委会独具慧眼，也许是日本的小人物很幸运，诺贝尔奖评委会已经两次把大奖颁予日本的名不见经传但确实又有大贡献的小人物。上一次的小人物就是田中耕一，同样是一个小公司——京都市岛津制作所的研发工程师，因为与美国科学家约翰·芬恩一同发明了“对生物大分子的质谱分析法”而获得2002年的诺贝尔化学奖。

与中村修二相比，田中耕一更是个小人物，只是本科毕业，中村修二好歹还拿了博士，并获得教授的头衔。不过，这两位小人物的获奖对都是对等级制度森严和只迷信象牙塔的学术界才可挑选和培养人才的日本社会是巨大的讽刺。

在同样是东方文化的环境下，中国研究人员想要像中村修二和田中耕一那样被诺贝尔奖评委会相中，首先得心无旁骛，拿出点硬东西来。同样重要的是，要坚信是金子总会发光，就应当抛弃沉默是金的信条，把自己的研究结果发表出来，要把自己研究的成果转化为实际运用，让世界都知道，而且要像中村修二一样，敢于为自己正当的权益抗争。如是，即便以后没有人给你打电话称恭贺你获奖，也会有人在你不知道的时候说，瞧，这东西是他发明的。

蓝光获诺奖红光不获奖，凭啥？

赤崎勇、天野浩和中村修二3名日裔科学家凭蓝光发光二极管(LED)技术获得2014年诺贝尔物理学奖，不过这一颁奖结果引发1962年发明红光LED的85岁美国物理学家何伦亚克（Nick Holonyak）的愤愤不平，认为蓝光LED的得奖“侮辱”了所有参与LED前期研究的科学家。有“LED之父”之称的何伦亚克表示：“蓝光LED？没有我们它根本不会出现。”

何伦亚克的愤怒和不平令人同情，但是能否获得更多人理解则是另一个问题。作为一名局外人也兼科学现象的研究者，笔者试图解释一二。

诺贝尔奖颁发的核心标准有几个，一是首创，二是重要性。就首创而言，何伦亚克的确是第一个发现可见光LED的科学家，使用的是发红光的磷砷化镓(GaAsP)材料。在1962年12月1日出版的《应用物理》上何伦亚克首先报道了这项重要突破。

尽管何伦亚克是第一个研发出可见光LED的科学家，但是，在他之前，还有这一领域的诸多第一人。LED的最早萌芽是电流导致发光，是1907年英国马可尼实验室的朗德（H. J. Round）在碳化硅晶体中发现的，因此，他应当是该领域的鼻祖。

此后，1927年苏联的罗塞夫（Oleg Losev）发明了世界上第一个LED，研究结果发表在苏联、德国和英国的科学杂志上，但是这一结果被束之高阁，一直没有得到实际研发和应用。当然，就首创而言，罗塞夫也应当算该领域的第二鼻祖。

1955年，LED领域的第三鼻祖出现了。美国无线电公司的布朗斯坦（Rubin Braunstein）发现了砷化镓(GaAs)和其他半导体材料中的红外发光，其经过是，用碲化镓、砷化镓、磷化铟和锗化硅制作成简单的二极管结构，在室温和液氮（77 K）下观察到了红外发光。更重要的是，布朗斯坦还发现，砷化镓二极管对音响系统有遥控作用并检测到了发出的红外信号，这一点成为后来研发出电视/音响遥控器技术奠定了基础。

1961年出现了LED领域的第四个鼻祖，美国得州仪器公司的拜尔德（James R. Biard）和皮特曼（Gary Pittman），他们发现通电流的砷化镓能发出红外光，并对此申请了专利（US3293513）。根据他们的发现，得州仪器公司于1962年10月生产了第一个LED 商品，型号SNX-100，使用砷化镓晶体，输出的红外光波长为900纳米。

后来，从红外光二极管到可见光二极管就顺理成章了。何伦亚克于1962年发现可见红光LED，再后来，何伦亚克的学生克拉福德（M.George Craford）于1972年发明了第一个黄光LED，并且把红光和橘红光LED的亮度提高了10倍。之后，皮尔索尔（T. P. Pearsall）于1976年研发出了第一个高亮度高效率LED，专门用于光纤通信。

按照何伦亚克的推理，没有红光LED哪能有蓝光LED，那么，没有何伦亚克之前的四位原创者，也不会有红光LED。

其次，就重要性而言，蓝光LED更要大得多，因为它的研发不仅难度更大，而且其在今天的应用更为广泛。尽管在蓝光LED发明之前，红光LED和绿光LED已经存在了很长一段时间，并被应用于机器仪器的显示光源，但由于光的三原色包含红、绿、蓝，只有利用蓝色光源，才能让白光显像成为可能，蓝色光源的缺失，令照明的白色光源始终无法创建。

LED白光的出现是通过改变蓝光和黄光的比例产生出白光或类似阳光的自然光，其中黄光是通过蓝光照射荧光粉产生的。所以有了蓝光LED 就有了白光，使节能的白光LED照明成为可能，并走入千家万户。不仅如此，今天世界各地的广场大屏幕LED、手机、电视等都在使用白光LED，所以，诺贝尔奖评委会称，三位获奖者集齐了红、绿、蓝三原色的光，让LED照明这种惠及全人类的节能光源“照亮21世纪”。

说到这里就可以明白，为何自称没有红光LED就没有蓝光LED的何伦亚克没有获得诺贝尔奖，因为，比起原创来，还有更多和更重要的原创者，如布朗斯坦和拜尔德；比起造福于社会的重要性和广泛性来，蓝光LED的贡献更要大于红光LED。

所以，诺贝尔奖评委会是经过深思熟虑的。

第十八章

心态、公平和假设

诺贝尔奖的公平和中国人为何一直不能获得诺贝尔奖中的科学奖
总是每年诺贝尔奖颁发期间的热门话题。
2014年的诺贝尔奖颁发后，
这些问题再次被人提及。

心态比获奖更重要

2014年诺贝尔生理学或医学奖、物理奖和化学奖已经颁布，预测中的中国人或华裔都未获奖。此后还有一些奖项将陆续宣布，中国人或华裔能否获奖也一直成为人们的期盼。不过，也许此后的多项奖项也未必有中国人或华裔获奖。

在各种预测中，有一个奖项是最能牵动人心的，或者说可能让中国人纠结的，这就是诺贝尔和平奖。全球最大博彩公司英国立博(Ladbrokes)发布的2014年诺贝尔和平奖赔率中，袁隆平与斯诺登并列排在第4。这也意味着，袁隆平有望获得本年度诺贝尔和平奖。

袁隆平可能获得诺贝尔奖的预测已经有很长时间了，无论这种预测能否实现都体现出中国人对待诺贝尔奖的心态。比较起来，获得诺贝尔奖并不重要，面对诺贝尔奖或其他奖项的心态才最重要。因为，得不得奖，太阳每天都会照旧升起，人人都得正常生活，研究人员也得心平气和地研究和工作。

因此，面对诺贝尔奖最好的心态就是不卑不亢，以理性的态度对待之，不以物喜，不以己悲。不卑就是不抱酸葡萄心态，不贬低诺贝尔奖，也不以种种理由掩饰对其关注，甚至分析其意义。例如，长期以来把该奖戏谑为“炸药奖”，并认为那是西方人的游戏，对东方人有成见等，因而不屑一顾。反过来，对诺贝尔奖不亢就是不对其顶礼膜拜，不以其马首是瞻，更不以其为评价事物的唯一标准。

在面对诺贝尔奖的心态上，深陷预测旋涡的袁隆平本人其实就体现了不卑不亢。早就有一些媒体询问过或试探过袁隆平本人对有望获得诺贝尔奖的看法，可贵的是，袁隆平的态度一以贯之，或回答“没想过要得诺贝尔奖”，或答曰“不奢望”。

谈及原因，也很直白。一是袁隆平在做研究和工作时，并非为了要获得诺贝尔奖才去研究和工作，而是为了提高粮食产量，解决国人的口粮问题，并且要向世界提供一个答案：中国人不仅可以养活自己，而且能帮助养活世界上其他国家的饥饿人口。另一方面，按袁隆平的理解，光环是件麻烦事，如果这样的事多了，自己的正事就会被耽误。

当然，袁隆平不奢望诺贝尔奖还有一个重要原因，他已经得到了很多荣誉和承认，几臻“曾经沧海难为水，除却巫山不是云”。不算国内的大奖，国际上的大奖袁隆平也得了无数，例如，1995年10月获得“粮食安全保障荣誉奖”（联合国粮农组织）、2004年5月获得“沃尔夫奖”（以色列沃尔夫基金会）、2004年10月，“世界粮食奖”（世界粮食奖基金会）、2010年3月获得“法国农业成就勋章”（法国农业部）等，其成就和名望早就如日中天。

另一方面，袁隆平对待诺尔奖的不卑不亢也表现在对诺贝尔奖并非不屑一顾，而是比较理性地承认诺贝尔奖的价值。尽管袁隆平本人并没有直接评价过诺贝尔奖，但是，在评价自己所得的奖项时，间接反映了袁隆平对诺贝尔奖的看法。

几年前，袁隆平在接受中央电视台科教频道“大家”栏目采访时，提到在他获得的各种大奖中，他最看重“世界粮食奖”。为何袁隆平最看重这个奖项，看一看这个奖项的来源就知道个中原因。

“世界粮食奖”是由1970年的诺贝尔和平奖获得者、美国的诺曼·博洛格（Norman Borlaug）博士创立的。博洛格获得诺贝尔和平奖的原因是，开发出的高产小麦品种在20世纪60年代在亚洲广泛推广，使得这一地区免遭饥荒的威胁。在发表获奖感言时，博洛格希望能有更多的人像他一样，由于在农业上做出贡献而获得这项荣誉。但是，由于诺贝尔奖创始人诺贝尔遗嘱的限制，后来因在农业上有重大贡献而让人类免于饥饿之苦而获得奖者没再重现。于是博洛格萌发了创立“世界粮食奖”的念头，经过多年奔走，其倡议先后获得了美国通用食品公司以及其他一些企业家的支持，1986年“世界粮食奖”正式创立。

“世界粮食奖”也像诺贝尔奖一样每年颁发一次，被誉为食品和农业领域的“诺贝尔奖”，该奖项于1987年首次颁发。袁隆平最看重“世界粮食奖”说明其并不排斥诺贝尔奖，而且，如果有幸像博洛格一样获得诺贝尔和平奖，也是对其工作和研究的承认与肯定。但是，这种承认和肯定并非是袁隆平本人所能决定的，也不是他迫切期盼就能获得的，所以才有不奢望的态度。

以平常心待之，没获奖并不失落，更不影响自己的工作和研究，能获奖也不拒绝，表明其研究和贡献获得承认是实至名归。这才是对待诺贝尔奖应有的态度。

诺贝尔奖的公平与不公平

诺贝尔化学奖评审委员会10月8日宣布，2014年度诺贝尔化学奖授予美国科学家埃里克・贝齐格、威廉・莫纳和德国科学家斯特凡・黑尔，因为他们开发出超分辨率荧光显微镜，成功突破传统光学显微镜的极限分辨率，将显微技术带入“纳米”领域，让人类能以更精确的视角窥探微观世界。

随即，有人称，在荧光显微技术这一领域贝齐格和莫纳的成果比不上华裔科学家庄小威，令人不解为何厚此薄彼。庄小威毕业于中国科技大学少年班，美国加州大学物理学博士、斯坦福大学博士后，40岁当选美国科学院院士，目前任美国哈佛大学化学系和物理系教授，兼北京大学生物动态成像中心研究员。

诺贝尔奖的公平与否一直是一个争论的话题，在涉及华人时，这种争论更激烈。如果跳出今年或近几年的诺贝尔奖颁发，纵观100多年来的诺贝尔奖历史，可以得出一个结论，公平是相对的，不公平是绝对的。对此，可以用涉及华裔科学家和不涉及华裔科学家的事例来解读。

根据诺贝尔的遗嘱和评委会的章程，诺贝尔奖的评选有一些条条框框，例如，不能颁发给去世者、一个奖项颁发的人数不能超过3人等，由此就造成了诸多不公平，这种不公平无论对于评委会还是涉及每次获奖研究成果的研究人员，以及公众来说，都是无奈的。

被视为很不公平的涉及华裔科学家的一个诺贝尔奖是1957年的诺贝尔物理学奖，该奖颁发给了华裔物理学家李政道、杨振宁，因为他们在实验中证明了宇称不守恒原理。但是，没有颁发给提出宇称不守恒理论的原创者、另一位华裔科学家吴健雄。按人数限制，吴健雄完全可以与李政道和杨振宁并列获奖。对于这一结果，首先对此感到不平的是美国物理学界的泰斗奥本海默，他认为，证明宇称不守恒有三个人的功劳最大，除了李、杨之外就是吴健雄，而且特别强调不可忽视吴健雄的功劳。

后来，吴健雄在写给另一位涉及该项研究的科学家的信中提到，“我的一生，全然投身于弱相互作用的研究，也乐在其中。尽管我从来没有为了得奖而去做研究工作，但是，当我的工作因某种原因而被人忽视，依然是深深地伤害了我。”

那么，这种伤害吴健雄的缘由何在？宇称不守恒假说是由李政道和杨振宁提出并在理论上证明的，但却是由吴健雄用实验加以证实的，因此，这是一个完整或完美的理论。但是吴健雄是与美国国家标准局的其他几位科学家共同做的实验，其中最主要的是安伯勒。美国人一直认为这是一个合作的实验，没有他们的低温原子核极化技术，实验就不可能完成。如果把实验的功劳全部归于吴健雄是不公平的。

此外，英国人、剑桥大学的物理学家，尤其是安伯勒和哈德森的老师、低温物理实验的先驱柯提也认为这一实验不公平，因为，实验是由他的两个学生及他们发展的低温技术合作完成的，仅仅把这个实验的功劳归功于吴健雄是不公平的。

在很多人都认为不公平之后，诺贝尔奖评委会理所当然地选择了抛弃这个烫手山芋，落下了吴健雄。如此，谁也不好再争论公平与不公平了。

现在，不仅2014年的诺贝尔化学奖有人认为不公平，就连生理学或医学奖也存在不公平，不过，这个奖没有涉及华裔或中国人，但本质上差不多，都是诺贝尔奖评委会在不得已之下的最不差的选择，或者说最不可能引发激烈争论的选择。

对于人和动物大脑中的定位系统，其实不只是奥基夫发现的位置细胞、莫泽夫妇发现的网格细胞，还有一种头部方向细胞，最早由纽约大学生理系的三位研究人员发现，分别是陶布（Taube，JS）、穆勒（Muller RU）和兰克（Ranck JB），他们的题为“在自由跑动的小鼠海马下托发现头部方向细胞”的论文发表于1990年2月1日的《神经科学》杂志。

这比莫泽夫妇于2005年发表发现网格细胞的文章早多了。但是，如果承认陶布等人的贡献，则本次医学奖就会大大超过3人，而且还会有其他人出来鸣不平，因为，涉及大脑定位系统的研究成果和研究人员实在是太多了。例如，与奥基夫一道发现位置细胞和边界细胞的有多斯乔夫斯基（Dostrovsky）、里斯（Recce）、纳达尔（Nadel）和内尔（Neil）等，甚至在2013年8月，美国德雷克塞尔大学的约书亚·雅各布斯等人对14名志愿者的研究还发现了在内嗅皮层外的前额叶皮层也有网格细胞，这是人类拥有网格细胞的首个直接证据。如果要获奖的话，这些人都有资格。

不过，权衡贡献，还是莫泽夫妇的发现意义更重大，因为无论是位置细胞、边界细胞，还是头部方向细胞，都与网格细胞具有广泛的功能联系。其中，头部方向细胞的功能在于分析来自前庭系统的信息以确定头部朝向的方向。所以，将2014年的生理学或医学奖授予奥基夫和莫泽夫妇不仅理由更充分一些，而且不会引发更大和更多的不公正争议。

由此看出，获得诺贝尔奖不仅要有硬实力，还得有运气，而运气的成分就包括是否符合诺贝尔奖评选的标准，以及评委会做出的平衡和折衷。因此，诺贝尔奖的公平是相对的，不公平是绝对的，就看人们如何看待和对待。

假如袁隆平能够获诺奖

据俄罗斯之声消息，挪威当地媒体2014年2月31日报道，挪威议员提名中国著名杂交水稻育种专家袁隆平、印度遗传学家斯瓦米纳坦和巴基斯坦人权活动家马拉拉·优素福角逐2014年度诺贝尔和平奖。挪威议员提出，这三人可以分享2014年诺贝尔和平奖。

袁隆平能否获得诺贝尔和平奖当然是一个未知数，但是能被提名却预示着诺贝尔和平奖的改变和改革。在诺贝尔奖百年历史上，获奖者和获奖内容不乏争议，但争议最激烈的当属诺贝尔和平奖。近年，对诺贝尔和平奖的争论更是频频出现。

例如，2012年的诺贝尔和平奖授予欧盟，被舆论认为时机不当，因为欧盟在它最有活力的时光、对和平最有贡献的时候没有得奖，反倒在它最糟糕的时日，在欧债危机导致内部分裂、多个成员国社会动荡、对和平最少贡献的时刻，突然得奖。2009年，诺贝尔和平奖授予美国总统奥巴马，更被质疑颁错了对象，因为奥巴马尚未对和平做出什么贡献。更有甚者，在2013年的诺贝尔和平奖颁奖前夕，英国《每日电讯报》还发表文章称，“奥巴马以无人机杀死了数千人，诺贝尔委员会是否能把和平奖收回去？”

显然，争议的焦点之一是如何理解诺贝尔关于和平奖的遗嘱内容。诺贝尔在遗嘱中对该奖项的规定是，“奖给为促进民族团结友好、取消或裁减常备军队以及为和平会议的组织和宣传尽到最大努力或做出最大贡献的人。”一言以蔽之，和平奖是要奖给那些为世界和平做出最大贡献的人。

然而，时代在变化，即便不考虑政治和意识形态，为世界和平做出贡献这一标准也存在着争议，因为在今天要遴选直接为裁军或阻止战争做出贡献的个人或组织已经非常困难，即便是2013年的诺贝尔和平奖授予禁止化学武器组织（OPCW），以表彰其“为消除化学武器所作的诸多努力”，也引发争议，因为有人认为OPCW实际上在消除化学武器上尚未做出太多的作，更别说贡献了。

挪威作家和律师弗雷德里克·赫弗梅尔（Fredrik Heffermehl）更是认为，从2001年以来诺贝尔和平奖的颁发就没有遵循诺贝尔的遗嘱。当然，诺贝尔基金会和诺贝尔委员会（评委会）也一直在反驳外界的批评，而且，他们还在2012年3月22日说服瑞典斯德哥尔摩郡行政委员会发表一项声明来支持诺贝尔基金会和评委会的工作。斯德哥尔摩郡行政委员会称，诺贝尔奖的颁发仍符合诺贝尔的遗嘱，诺贝尔基金会“履行了监督诺贝尔委员会工作义务”。

尽管如此，在屡屡面临批评之际，诺贝尔基金会和评委会也采取了接受批评和改变其评 选工作的态度，而且，早在2001年诺贝尔和平奖百年诞辰时，诺贝尔评委会就表示，希望扩大和平奖的评选范围，例如包括环境保护主义者、摇滚歌星，甚至记者。这意味着，即便间接对世界和平做出巨大贡献的人和组织，也可以获得诺贝尔和平奖。

实现这一转变的显著标志首先发生于2004年，当年的诺贝尔和平奖授予肯尼亚环境保护活动家旺加里·马塔伊女士。诺贝尔奖评委会主席穆乔斯称，“我们这次将和平奖颁给环保人士，是希望赋予和平更新更广的含义，希望这对改善非洲的生存环境有帮助。”马塔伊对获奖的感言也表明，环保与和平有间接关系。“从和平角度看，环境非常重要，因为一旦环境被破坏、资源枯竭时，我们就会为此大打出手。”

除了从环保与和平有关的角度来阐释和平奖外，诺贝尔奖评委会还从金融学、社会工作与减少贫困人群的关系来颁发诺贝尔和平奖。2006年，“为表彰从社会底层推动经济和社会发展的努力”，孟加拉国的穆罕默德·尤努斯获得诺贝尔和平奖。对于为何是搞小额贷款的尤努斯获得诺贝尔和平奖，评委会的一句话已解释得很充分：“持久的和平只有在大量人口找到摆脱贫困的方法时才会成为可能”。

如果按照间接推动和促进世界和平也能获得诺贝尔和平奖的理念，那么，现在该轮到袁隆平和斯瓦米纳坦了，因为被誉为“杂交水稻之父”的袁隆平促进了中国和亚洲水稻产量大幅提高，解决了粮食短缺问题。目前中国种植的一多半水稻都是袁隆平开发的杂交品种，而且他的杂交水稻技术已被推广到20多个国家。而斯瓦米纳坦是印度“绿色革命”的始祖，他开发的高产品种小麦和水稻技术使印度在消除贫困和饥饿的斗争中取得了巨大成就。

如果袁隆平和斯瓦米纳坦能获奖，就应当看作是继环保、金融和社会工作推动世界和平之后，生物技术推动世界和平而获得诺贝尔和平奖了，因为持久的世界和平只有在大量人口不挨饿之时才能实现。因此，尽管袁隆平只是获得诺贝尔奖提名，而且获奖也只是一种希望，但是也包含了诺贝尔奖的改革，值得肯定。

假如袁隆平拒绝诺奖

2014年2月挪威诺贝尔委员会公布2014年诺贝尔和平奖候选名单，名单包括278个组织和个人，现年84岁的世界杂交水稻之父袁隆平院士榜上有名。其他引人注目的候选者还包括俄罗斯总统普京、“棱镜门”主角斯诺登、教皇方济各等。

对于自己被提名候选诺贝尔和平奖，袁隆平的表态是，他并不知道此事，并表示他“没有那个奢望”。

此前的1月31日挪威当地媒体报道有挪威议员提名中国著名杂交水稻育种专家袁隆平、印度遗传学家斯瓦米纳坦和巴基斯坦人权活动家马拉拉·优素福角逐2014年度诺贝尔和平奖时，笔者就曾撰短文“假如袁隆平能够获诺奖”予以分析，其中的一个重要理由是，诺贝尔和平奖为了更孚众望，需要改革，而改革的方式就是要改变过去较为单一的颁奖内容。

而且，近年来诺贝尔和平奖的改变也是众所周知，从环保领域到金融学、社会工作领域的杰出人士获得诺贝尔和平奖可以预测，袁隆平也可能获得，因为持久的世界和平只有在大量人口不挨饿之时才能实现。

现在袁隆平表示对获得诺贝尔和平奖“没有那个奢望”却表明了袁隆平对待诺贝尔奖的态度，换句话说，就是关于诺贝尔奖一个事件的两个维度，一是授予者的思维和评选标准，二是被授予者的思考与态度。对于后者来说，简单的表述就是，接受与否。

袁隆平现在并没有表示拒绝，而是表示没有奢望。这种表态当然是很明智的，获得诺贝尔奖的变数很大，仅仅在提名阶段，是不可能更多地关注或奢望这件事的。而且，从袁隆平的态度也看出其谦虚和低调。一则是竞争激烈，有278个组织和个人被提名，花落谁家并没有谱，二则是袁隆平在做研究和工作时，并没有想到过要获得诺贝尔奖，更何况他的工作按过去诺贝尔和平奖评选的惯例，也该奖项不沾边。所以，“没有奢望”是袁隆平作为一名科学家的夫子自道和真实心态的一贯写照，与他个人的质朴一脉相承。

不过，假如事态的发展正如2012年传闻莫言获诺贝尔文学奖而最终证实，袁隆平是否还会表示“没有奢望”，甚至拒绝诺贝尔奖？

这个假设恐怕有点不近常理和情理，因为，诺贝尔奖作为一种举世公认的世界性的至高无尚荣誉，没有谁有足够的资本和底气拒绝，除非有特别的不得已的原因。但是，拒绝诺贝尔奖的情况并非就不存在，在诺贝尔奖的100

多年历史中也已经出现过，例如，帕斯捷尔纳克、索尔仁尼琴、黎德寿、库恩、布迪南特、多马克等人都拒绝过诺贝尔奖，其中就有和平奖。既然袁隆平并没有抱着获得诺贝尔奖的心态去研究和工作，而且现在早就修炼到了不以物喜，不以己悲的境界，对于这份意外的荣誉，也可能有另一个选项，在“没有奢望”之后，予以拒绝。

当然，如果真的是这样，也要理解并尊重袁隆平的选择，正如1964年萨特拒绝诺贝尔文学奖的情景一样。1964年，当萨特得知他被提名并有可能获得当年度的诺贝尔文学奖时，他当即致信评委会说，他将拒绝这个奖项，尽管这个奖励是一个莫大的荣誉。但是，诺贝尔奖评委会并没有因萨特的拒绝而放弃他们所认为应当授奖的人，还是把当年度的诺贝尔文学奖授予了萨特，理由是：为了他那富于观念、自由精神与对真理之探求的著作，这些著作业已对我们的时代产生了长远的影响。

不过，萨特的拒绝并不是在开玩笑。知道当年的颁奖消息后，他马上起草了一个称为“作家应该拒绝被转变成机构”的声明，并于1964年10月22日发布。此后法新社全文转播，法国各大报纸也竞相登载。萨特拒绝诺贝尔奖简单地说，有两条理由，个人的理由与客观的理由。个人理由是，他一向谢绝来自官方的荣誉。这种态度来自他对作家的工作所抱的看法。一个对政治、社会、文学表明其态度的作家，他只有运用他的手段，即写下来的文字来行动。他所能够获得的一切荣誉都会使其读者产生一种压力，萨特认为这种压力是不可取的。

萨特的客观理由是，当时存在着东西方两种文化的斗争。所以他不能接受无论是东方还是西方的高级文化机构授予的任何荣誉，哪怕是他完全理解这些机构的存在。

当然，袁隆平个人的情况和现在所处的环境都不类似于1964年的萨特，所以如果袁隆平能获得2014年的诺贝尔和平奖，中国人还是衷心地希望和祝愿他能接受和领奖，因为这是对他工作和成果的认可。但是，如果袁隆平予以拒绝，我们也应当尊重，正如那时候法国人尊重萨特的选择。因为这是一种更可贵的精神和行为——独立之精神，自由之思想。

后记

1901年至2015年诺贝尔生理学或医学奖名单和主要贡献

1901年 埃米尔·阿道夫·冯·贝林（Emil Adolf von Behring），德国："对血清疗法的研究，特别是在治疗白喉应用上的贡献，由此开辟了医学领域研究的新途径，也因此使得医生手中有了对抗疾病和死亡的有力武器"。

1902年 罗纳德·罗斯（Ronald Ross），英国："在疟疾研究上的工作，由此显示了疟原虫如何进入生物体，也因此为成功地研究这一疾病以及对抗这一疾病的方法奠定了基础"。

1903年 尼尔斯·吕贝里·芬森（Niels Ryberg Finsen），丹麦："在用集中的光辐射治疗疾病，特别是寻常狼疮方面的贡献，由此开辟了医学研究的新途径"。

1904年 伊凡·彼德罗维奇·巴甫洛夫（Ivan Petrovich Pavlov），俄罗斯："在消化的生理学研究上的工作，这一主题的重要方面的知识由此被转化和扩增"。

1905年 罗伯特·科赫（Robert Koch），德国："对结核病的相关研究和发现"。

1906年 卡米洛·高尔基（Camillo Golgi），意大利；圣地亚哥·拉蒙·卡哈尔（Santiago Ram ó ny Cajal），西班牙："在神经系统结构研究上的工作"。高尔基1873年用硝酸银染色发现了神经细胞，称为高尔基染色法；1903年卡哈尔创建了还原硝酸银染色法，并用以研究胚胎和幼小动物脑和脊髓神经细胞的微细结构。

1907年 夏尔·路易·阿方斯·拉韦朗（Charles Louis Alphonse Laveran），法国："对原生动物在致病中的作用的研究"。主要是发现了疟疾的病原体疟原虫。

1908年 伊拉·伊里奇·梅契尼科夫（Ilya Ilyich Mechnikov），俄罗斯；保罗·埃尔利希（Paul Ehrlich），德国："在免疫性研究方面的工作"。主要是发现吞噬细胞，建立细胞免疫学说。

1909年 埃米尔·特奥多尔·科赫尔（Emil Theodor Kocher），瑞士：

“对甲状腺的生理学、病理学以及外科学方面的研究”。

1910年 阿尔布雷希特·科塞尔（Ludwig Karl Martin Leonhard Albrecht Kossel），德国：“通过对包括细胞核物质在内的蛋白质的研究，为了解细胞化学作出的贡献”。

1911年 阿尔瓦·古尔斯特兰德（Allvar Gullstrand），瑞典：“在眼睛屈光学研究方面的工作”。

1912年 亚历克西·卡雷尔（Alexis Carrel），法国：“在血管结构以及血管和器官移植研究方面的工作”。

1913年 夏尔·罗贝尔·里歇（Charles Robert Richet），法国：“在过敏反应研究上的工作”。主要是对狗进行注射毒素免疫试验时发现了过敏性，证明了过敏症乃是免疫反应。

1914年 罗伯特·巴拉尼（Róbert Bárány），奥地利：“在前庭器官的生理学与病理学研究方面的工作”。

1919年 朱尔·博尔代（Jules Bordet），比利时：“免疫性方面的发现”。主要是建立“补体结合试验”，奠定体液免疫学和血清学的基础，发现百日咳杆菌并研制成百日咳菌苗。

1920年 奥古斯特·克罗（Schack August Steenberg Krogh），丹麦：“发现毛细血管运动的调节机制”。

1922年 阿奇博尔德·希尔（Hill Archibald Vivian），英国：“在肌肉产生热量上的发现”；奥托·迈尔霍夫（Otto Fritz Meyerhof），德国：“发现肌肉中氧的消耗和乳酸代谢之间的固定关系”。

1923年 弗雷德里克·格兰特·班廷（Frederick Grant Banting），加拿大；约翰·麦克劳德（Macleod, John James Rickard），苏格兰：“发现胰岛素”。

1924年 威廉·埃因托芬（Willem Einthoven），荷兰：“发明心电图装置”。

1925年 未颁奖。

1926年 约翰尼斯·菲比格（Johannes Andreas Grib Fibiger），丹麦："发现鼠癌"。菲比格声称发现了一种他称为螺旋体癌（Spiroptera carcinoma）的生物，这种生物会在老鼠体内造成癌症。但是后来的研究发现这种生物并非主要造成肿瘤的原因。

1927年 朱利叶斯·瓦格纳·尧雷格（Julius Wagner Ritter von Jauregg），奥地利："发现在治疗麻痹性痴呆过程中疟疾接种疗法的治疗价值"。

1928年 查尔斯·尼柯尔（Charles Jules Henri Nicolle），法国："在斑疹伤寒研究方面的工作"。

1929年 克里斯蒂安·艾克曼（Christiaan Eijkman），荷兰："发现抗神经炎的维生素"；弗雷德里克·霍普金斯（Frederick Gowland Hopkins），英国："发现刺激生长的维生素"。

1930年 卡尔·兰德施坦纳（Karl Landsteiner），奥地利："发现人类的血型"。

1931年 奥托·海因里希·瓦尔堡（Otto Heinrich Warburg），德国："发现呼吸酶的性质和作用方式"。

1932年 查尔斯·斯科特·谢灵顿（Charles Scott Sherrington），英国；埃德加·阿德里安（Edgar Adrian），英国："发现神经元的相关功能"。

1933年 托马斯·亨特·摩尔根（Thomas Hunt Morgan），美国："发现遗传中染色体所起的作用"。

1934年 乔治·惠普尔（George Hoyt Whipple），美国；乔治·迈诺特（George Richards Minot），美国；威廉·莫菲（William Parry Murphy），美国："发现贫血的肝脏治疗法"。

1935年 汉斯·斯佩曼（Hans Spemann），德国："发现胚胎发育中的组织者（胚胎发育中起中心作用的胚胎区域）效应”。

1936年 亨利·哈利特·戴尔（Henry Hallett Dale），英国；奥托·勒维（Otto Loewi），奥地利：“神经冲动的化学传递的相关发现”。主要是发现了神经冲动的化学传递物质——乙酰胆碱。

1937年 圣捷尔吉·阿尔伯特（Nagyr á polti Szent–Gy?rgyi Albert），匈牙利：“与生物燃烧过程有关的发现，特别是关于维生素C和延胡索酸的催化作用”。

1938年 柯奈尔·海门斯（Corneille Heymans），比利时：“发现窦和主动脉机制在呼吸调节中所起的作用”。

1939年 格哈德·多马克（Gerhard Johannes Paul Domagk），德国：“发现百浪多息（一种磺胺类药物）的抗菌效果”。

1940年~1942年 未颁奖。

1943年 亨利克·达姆（Carl Peter Henrik Dam），丹麦：“发现维生素K”；爱德华·阿德尔伯特·多伊西（Edward Adelbert Doisy），美国：“发现维生素K的化学性质”。

1944年 约瑟夫·厄尔兰格（Joseph Erlanger），美国；赫伯特·斯潘塞·加塞（Herbert Spencer Gasser），美国：“发现单神经纤维的高度分化功能”。

1945年 亚历山大·弗莱明（Alexander Fleming），英国；恩斯特·伯利斯·柴恩（Ernst Boris Chain），英国；霍华德·弗洛里（Howard Walter Florey），澳大利亚：“发现青霉素及其对各种传染病的疗效”。

1946年 赫尔曼·约瑟夫·马勒（Hermann Joseph Muller），美国：“发现用X射线辐射的方法能够产生突变”。

1947年 卡尔·斐迪南·科里（Carl Ferdinand Cori），美国；格蒂·特蕾莎·科里（Gerty Theresa Cori），美国：“发现糖原的催化转化原因”；贝尔纳多·奥赛（Bernardo Alberto Houssay），阿根廷：“发现垂体前叶激素在糖代谢中的作用”。

1948年 保罗·赫尔曼·穆勒（Paul Hermann Müller），瑞士："发现DDT是一种高效杀死多类节肢动物的接触性毒药"。

1949年 瓦尔特·鲁道夫·赫斯（Walter Rudolf Hess），瑞士："发现间脑的功能性组织对内脏活动的调节功能"；安东尼奥·埃加斯·莫尼斯（António Egas Moniz），葡萄牙："发现前脑叶白质切除术对特定重性精神病患者的治疗效果"。

1950年 菲利普·肖瓦特·亨奇（Philip Showalter Hench），美国；爱德华·卡尔文·肯德尔（Edward Calvin Kendall），美国；塔德乌什·赖希施泰因（Tadeusz Reichstein），瑞士："发现肾上腺皮质激素及其结构和生物效应"。

1951年 马克斯·泰累尔（Max Theiler），南非："黄热病及其治疗方法上的发现"。

1952年 赛尔曼·A·瓦克斯曼（Selman Abraham Waksman），美国："发现链霉素，第一个有效对抗结核病的抗生素"。

1953年 汉斯·阿道夫·克雷布斯（Hans Adolf Krebs），英国："发现柠檬酸循环"；弗里茨·阿尔贝特·李普曼（Fritz Albert Lipmann），美国："发现辅酶A及其对中间代谢的重要性"。

1954年 约翰·富兰克林·恩德斯（John Franklin Enders），美国；弗雷德里克·查普曼·罗宾斯（Frederick Chapman Robbins），美国；托马斯·哈克尔·韦勒（Thomas Huckle Weller），美国："发现脊髓灰质炎病毒在各种组织培养基中的生长能力"。

1955年 阿克塞尔·胡戈·特奥多尔·特奥雷尔（Axel Hugo Theodor Theorell），瑞典："发现氧化酶的性质和作用方式"。

1956年 安德烈·弗雷德里克·考南德（André Frédéric Cournand），美国；沃纳·福斯曼（Werner Forssmann），德国；迪金森·伍德拉夫·理查兹（Dickinson Woodruff Richards），美国："心脏导管术及其在循环系

统的病理变化方面的发现”。

1957年 达尼埃尔·博韦（Daniel Bovet），意大利：“发现抑制某些机体物质作用的合成化合物，特别是对血管系统和骨骼肌的作用”。主要是发现合成箭毒用于肌肉松弛方面的进展和首次合成抗组胺的成就。

1958年 乔治·韦尔斯·比德尔（George Wells Beadle），美国；爱德华·劳里·塔特姆（Edward Lawrie Tatum），美国：“发现基因功能受到特定化学过程的调控”；乔舒亚·莱德伯格（Joshua Lederberg），美国：“发现细菌遗传物质的基因重组和组织”。

1959年 阿瑟·科恩伯格（Arthur Kornberg），美国；塞韦罗·奥乔亚（Severo Ochoa de Albornoz），美国：“发现核糖核酸和脱氧核糖核酸的生物合成机制”。

1960年 弗兰克·麦克法兰·伯内特（Frank Macfarlane Burnet），澳大利亚；彼得·梅达沃（Peter Brian Medawar），英国：“发现获得性免疫耐受”。

1961年 盖欧尔格·冯·贝凯希（Georg von B é k é sy），美国：“发现耳蜗内刺激的物理机制”。

1962年 弗朗西斯·克里克（Francis Harry Compton Crick），英国；詹姆斯·杜威·沃森（James Watson），美国；莫里斯·威尔金斯（Maurice Hugh Frederick Wilkins），英国：“发现核酸的分子结构及其对生物中信息传递的重要性”。

1963年 约翰·卡鲁·埃克尔斯（John Carew Eccles），澳大利亚；艾伦·劳埃德·霍奇金（Alan Lloyd Hodgkin），英国；安德鲁·赫胥黎（Andrew Fielding Huxley），英国：“发现在神经细胞膜的外围和中心部位与神经兴奋和抑制有关的离子机制”。

1964年 康拉德·布洛赫（Konrad Emil Bloch），美国；费奥多尔·吕嫩（Feodor Felix Konrad Lynen），德国：“发现胆固醇和脂肪酸的代谢机制和调控作用”。

1965年 方斯华·贾克柏（Fran?ois Jacob），法国；安德列·利沃夫（Andr é Lwoff），法国；贾克·莫诺（Jacques Monod），法国：“在酶和病毒合成的遗传控制中的发现”。

1966年 裴顿·劳斯（Francis Peyton Rous），美国：“发现诱导肿瘤的病毒”；查尔斯·布兰顿·哈金斯（Charles Brenton Huggins），美国：“发现前列腺癌的激素疗法”。

1967年 拉格纳·格拉尼特（Ragnar Arthur Granit），瑞典；霍尔登·凯弗·哈特兰（Haldan Keffer Hartline），美国；乔治·沃尔德（George Wald），美国：“发现眼睛的初级生理及化学视觉过程”。即维生素A的视觉作用，眼的化学和生理视觉过程。

1968年 罗伯特·W·霍利（Robett W.Holley），美国；哈尔·葛宾·科拉纳（Har Gobind Khorana），美国；马歇尔·沃伦·尼伦伯格（Marshall Warren Nirenberg），美国：“破解遗传密码并阐释其在蛋白质合成中的作用”。

1969年 马克斯·德尔布吕克（Alfred Day Hershey），美国；阿弗雷德·赫希（Alfred Day Hershey），美国；萨尔瓦多·卢瑞亚（Salvador Edward Luria），美国：“发现病毒的复制机制和遗传结构”。

1970年 朱利叶斯·阿克塞尔罗德（Julius Axelrod），美国；乌尔夫·冯·奥伊勒（Ulf Svante von Euler），瑞典；伯纳德·卡茨（Bernard Katz），英国：“发现神经末梢中的体液性传递物质及其贮存、释放和抑制机制”。

1971年 埃鲁·威尔布尔·苏德兰（Earl Wilbur Sutherland Jr），美国：“发现激素的作用机制”。

1972年 杰拉尔德·埃德尔曼（Gerald Maurice Edelman），美国；罗德尼·罗伯特·波特（Rodney Robert Porter），英国：“发现抗体的化学结构”。

1973年 卡尔·冯·弗利（Karl Ritter von Frisch），德国；康拉德·洛伦兹（Konrad Zacharias Lorenz），奥地利；尼可拉斯·庭伯根（Nikolaas

"Niko" Tinbergen），英国："发现个体与社会性行为模式的组织和引发"。

1974年 阿尔伯特·克劳德（Albert Claude），比利时；克里斯汀·德·迪夫（Christian René de Duve），比利时；乔治·埃米尔·帕拉德（Palade George Emil），美国："细胞的结构和功能组织方面的发现"。

1975年 戴维·巴尔的摩（David Baltimore），美国；罗纳托·杜尔贝科（Renato Dulbecco），美国；霍华德·马丁·特明（Howard Martin Temin），美国："发现肿瘤病毒和细胞的遗传物质之间的相互作用"。

1976年 巴鲁克·塞缪尔·布隆伯格（Baruch Samuel Blumberg），美国；丹尼尔·卡尔顿·盖杜谢克（Daniel Carleton Gajdusek），美国："发现传染病产生和传播的新机制"。前者发现了乙型肝炎表面抗原（澳大利亚抗原），后者发现了库鲁病的病因。

1977年 罗歇·吉耶曼（Roger Charles Louis Guillemin），美国；安德鲁·沙利（Andrew V. Schally），美国："发现大脑分泌的肽类激素"；罗莎琳·萨斯曼·耶洛（Rosalyn Sussman Yalow），美国："开发肽类激素的放射免疫分析法"。

1978年 沃纳·亚伯（Werner Arber），瑞士；丹尼尔·那森斯（Daniel Nathans），美国；汉弥尔顿·史密斯（Hamilton Smith），美国："发现限制性内切酶及其在分子遗传学方面的应用"。

1979年 阿兰·麦克莱德·科马克（Allan MacLeod Cormack），美国；高弗雷·豪斯费尔德（Godfrey Hounsfield），英国："开发计算机辅助的断层扫描技术"。

1980年 巴茹·贝纳塞拉夫（Baruj Benacerraf），美国；让·多塞（Jean Dausset），法国；乔治·斯内尔（George D. Snell），美国："发现调节免疫反应的细胞表面受体的遗传结构"，即发现主要组织相容性复合体（MHC）。

1981年 罗杰·斯佩里（Roger Wolcott Sperry），美国："发现大脑半

球的功能性分工”；大卫·休伯尔（David Hunter Hubel），美国；托斯坦·维厄瑟尔（Torsten Wiesel），瑞典：“发现视觉系统的信息加工”。

1982年 苏恩·伯格斯特龙（Sune Karl Bergstr?m），瑞典；本格特·萨米尔松（Bengt Ingemar Samuelsson），瑞典；约翰·范恩（John R. Vane），英国：“发现前列腺素及其相关的生物活性物质”。

1983年 巴巴拉·麦克林托克（Barbara McClintock），美国：“发现可移动的遗传元素”，即发现了竟然发现了转座子，transposon）。

1984年 尼尔斯·杰尼（Niels Kaj Jerne），丹麦；乔治斯·克勒（Georg Kohler），德国；色萨·米尔斯坦（C é sar Milstein），英国：“关于免疫系统的发育和控制特异性的理论，以及发现单克隆抗体产生的原理”。

1985年 麦可·布朗（Michael S. Brown），美国；约瑟夫·里欧纳德·戈尔茨坦（Joseph L. Goldstein），美国：“在胆固醇代谢的调控方面的发现”。

1986年 斯坦利·科恩（Stanley Cohen），美国；丽塔·列维·蒙塔尔奇尼（Rita Levi–Montalcini），美国：“发现生长因子”。

1987年 利根川进（Tonegawa Susumu），日本：“发现抗体多样性产生的遗传学原理”。

1988年 詹姆士·W·布拉克（Black James），英国；格特鲁德·B·埃利恩（Gertrude Belle Elion），美国；乔治·希钦斯（George Herbert Hitchings），美国：“发现药物治疗的重要原理”。布拉克发明了β–受体阻滞剂，埃利恩和希钦斯发明了第一个治疗白血病的药物6–硫基嘌呤（Purinethol）和使用于器官移植的药物咪唑硫嘌呤（Imuran）等。

1989年 迈克尔·毕晓普（Michael Bishop），美国；哈罗德·瓦慕斯（Harold Eliot Varmus），美国：“发现逆转录病毒致癌基因的细胞来源”。

1990年 约瑟夫·默里（Joseph Murray），美国；唐纳尔·托马斯（Edward Donnall Thomas），美国：“发明应用于人类疾病治疗的器官和细胞移植术”。

1991年 厄温·内尔（Erwin Neher），德国；伯特·萨克曼（Bert Sakmann），德国："发现细胞中单离子通道的功能"。

1992年 埃德蒙·费希尔（Edmond H. Fischer），美国；埃德温·克雷布斯（Edwin Gerhard Krebs），美国："发现的可逆的蛋白质磷酸化作用是一种生物调节机制"。

1993年 理查德·罗伯茨（Richard John Roberts），英国；菲利普·夏普（Phillip Allen Sharp），美国："发现断裂基因"。

1994年 艾尔佛列·古曼·吉尔曼（Alfred G. Gilman），美国；马丁·罗德贝尔（Martin Rodbell），美国："发现G蛋白及其在细胞中的信号转导作用"。

1995年 爱德华·路易斯（Edward B. Lewis），美国；克里斯汀·纽斯林·沃尔哈德（Christiane N ü sslein–Volhard），德国；艾里克·威斯乔斯（Eric F. Wieschaus），美国："发现早期胚胎发育中的遗传调控机制"。

1996年 彼得·杜赫提（Peter C. Doherty），澳大利亚；罗夫·辛克纳吉（Rolf M. Zinkernagel），瑞士："发现细胞介导的免疫防御特性"。

1997年 史坦利·普鲁希纳（Stanley Prusiner），美国："发现朊病毒——传染的一种新的生物学原理"。

1998年 罗伯·佛契哥特（Robert Francis Furchgott），美国；路易斯·路伊格纳洛（Louis J. Ignarro），美国；费瑞·穆拉德（Ferid Murad），美国："发现在心血管系统中起信号分子作用的一氧化氮"。

1999年 古特·布洛伯尔（G ü nter Blobel），美国："发现蛋白质具有内在信号以控制其在细胞内的传递和定位"。

2000年 阿尔维德·卡尔森（Arvid Carlsson），瑞典；保罗·格林加德（Paul Greengard），美国；艾里克·坎德尔（Eric Kandel），美国："发现神经系统中的信号传导"。

2001年 利兰·哈特韦尔（Leland H.Hartwell），美国；蒂姆·亨特

（Timothy Hunt），英国；保罗·纳斯（Paul Nurse），“发现细胞周期的关键调节因子”。

2002年 悉尼·布伦纳（Sydney Brenner），英国，H·罗伯特·霍维茨（H. Robert Horvitz），美国；约翰·E·苏尔斯顿（John E Sulston），美国：“发现器官发育和细胞程序性死亡的遗传调控机制”。

2003年 保罗·劳特伯（Paul .C.Lauterbur），美国；彼得·曼斯菲尔德（Peter Mansfield），英国：“在磁共振成像方面的发现”。

2004年 理查德·阿克塞尔（Richard Axel），美国；琳达·B·巴克（Linda B. Buck），美国：“发现嗅觉受体和嗅觉系统的组织方式”。

2005年 巴里·J·马歇尔（Barry J. Marshall），澳大利亚；J·罗宾·沃伦（J. Robin Warren）澳大利亚：“发现幽门螺杆菌及其在胃炎和胃溃疡中所起的作用”。

2006年 安德鲁·菲尔（Andrew Z. Fire），美国；克雷格·梅洛（Craig C. Mello），美国：“发现了RNA干扰——双链RNA引发的沉默现象”。

2007年 马里奥·卡佩奇（Mario R. Capecchi），美国；马丁·J·伊万斯（Martin J. Evans），英国；奥利佛·史密斯（Oliver Smithies），美国：“在利用胚胎干细胞引入特异性基因修饰的原理上的发现”。

2008年 哈拉尔德·楚尔·豪森（Harald zur Hausen），德国：“发现了导致子宫颈癌的人乳头状瘤病毒”；弗朗索瓦丝·巴尔·西诺西（Fran?oise Barr é –Sinoussi），法国；吕克·蒙塔尼（Luc Montagnier），法国：“发现人免疫缺陷病毒（即艾滋病病毒）”。

2009年 伊丽莎白·布莱克本（Elizabeth Blackburn），澳大利亚；卡罗尔·格雷德（Carol Greider），美国；杰克·绍斯塔克（Jack Szostak），英国：“发现端粒和端粒酶如何保护染色体”。

2010年 罗伯特·杰弗里·爱德华兹（Robert Geoffrey Edwards），英国：“因为在试管婴儿方面的研究获奖”。

2011年 布鲁斯·巴特勒（Bruce A. Beutler），美国；朱尔斯·霍夫曼（Jules A. Hoffmann），法国："他们对于先天免疫机制激活的发现"；拉尔夫·斯坦曼（Ralph M. Steinman），美国，"他发现树突细胞和其在获得性免疫中的作用"。

2012年 约翰·戈登（John Gurdon），英国；山中伸弥，（Shinya Yamanaka），日本："发现成熟细胞可被重写成多功能细胞"。

2013年 詹姆斯·E·罗斯曼（James E. Rothman），美国；兰迪·W·谢克曼（Randy W. Schekman），美国；托马斯·C·苏德霍夫（Thomas C. Süd hof），德国：在细胞内运输系统领域的新发现，三人发现了细胞囊泡交通的运行与调节机制。

2014年 约翰·奥基夫（John O'Keefe），美国；梅·布莱特·莫索尔（May Britt Moser），挪威；爱德华·莫索尔（Edvand Moser），挪威："发现构成大脑定位系统的细胞"。

2015年，屠呦呦（Tu youyou），中国；威廉·坎贝尔（William C. Campbell），爱尔兰；大村智（Satoshi ōmura），日本："发展了一些疗法，这对一些最具毁灭性的寄生虫疾病的治疗具有革命性的作用"。

主要参考文献

[1] C. P. Snow. 两种文化[M]. 纪树立，译. 北京：北京三联出版社，1995.

[2]布罗克曼. 第三种文化：洞察世界的新途径[M]. 吕芳，译. 海口：海南出版社，2003.

[3]克鲁卡斯. 特蕾莎修女[M]. 刘智序，译. 北京：中国工人出版社，2009.

[4]特蕾莎. 活着就是爱——特蕾莎修女[M]. 王丽萍，译. 成都：四川人民出版社，2000.

[5]The Nobel Prize in Physiology or Medicine 2000[EB/OL].

http://www.nobelprize.org/nobel_prizes/medicine/laureates/2000.

[6]李小玲，李德炎. 五羟色胺影响的行为谱[J]. 国外医学精神病学分册，1999(03).

[7]The Nobel Prize in Physiology or Medicine 2001[EB/OL].http://www.nobelprize.org/nobel_prizes/medicine/laureates/2001/

[8]The Nobel Prize in Physiology or Medicine 2002[EB/OL]. http://www.nobelprize.org/nobel_prizes/medicine/laureates/2002/

[9]The Nobel Prize in Physiology or Medicine 2003[EB/OL].http://www.nobelprize.org/nobel_prizes/medicine/laureates/2003/

[10]J. R. C. Almeida, et al. Pattern recognition analysis of anterior cingulate cortex blood flow to classify depression polarity[J]. The British Journal of Psychiatry, 2013, 203(4): 310–311.

[11]Brain Scan Shows Differences in Truth, Lying[N]. Reuters News, 2004–11–29. http://3d2f.com/news/27–299–brain–scan–shows–differences–in–truth–lying–read.

[12]Virginia Hughes. Science in court: Head case[J]. Nature, 2010, 464: 340–342.

[13]The two winners acknowledge that their work grew out of Dr. Damadian's prior discoveries in magnetic resonance[N]. New York Times Ad, 2003–10–20.

[14]The Nobel Prize in Physiology or Medicine 2004[EB/OL].http://www.nobelprize.org/nobel_prizes/medicine/laureates/2004/

[15]PATRICK E. TYLER, In Wartime, Critics Question Peace Prize for Environmentalism[N]. New York Times, 2004–10–10.

[16]The Nobel Prize in Physiology or Medicine 2005[EB/OL]. http://www.nobelprize.org/nobel_prizes/medicine/laureates/2005/

[17]Malcolm Ritier, Australians Win Nobel Prize in Medicine[N]. AP News, 2005–10–03.

[18]Thomas H. Maugh II, 2 Australians Win Nobel Prize for Medicine[N]. Los Angeles Times, 2005–10–03.

[19]Neil Wilson. Two beautiful minds win Nobel Prize[N]. Melbourne Herald Sun, 2005–10–05.

[20]The Nobel Prize in Physiology or Medicine 2006[EB/OL].http://www.nobelprize.org/nobel_prizes/medicine/laureates/2006/

[21]MATT MOORE and KARL RITTER, Americans win Nobel Prize in medicine[EB/OL]. http://news.yahoo.com/s/ap/20061002/ap_on_re_eu/nobel_medicine

[22]Fire A., Xu S.Q., Montgomery M.K., et al. Potent and specific genetic interference by double-stranded RNA in Caenorhabditis elegans[J]. Nature, 1998, 391:806-811.

[23]The Nobel Peace Prize 2006[EB/OL].http://www.nobelprize.org/nobel_prizes/peace/laureates/2006/

[24]The Nobel Prize in Physiology or Medicine 2007[EB/OL]. http://www.nobelprize.org/nobel_prizes/medicine/laureates/2007/

[25]诺贝尔奖评委畅谈获诺奖标准[N]. 科技日报，2006-03-24.

[26]2004年度诺贝尔文学奖得主耶利内克拒绝领奖[N]. 中国日报，2004-10-09.

[27]诺贝尔文学奖全集缩写本[M]. 南宁：广西民族出版社，1988.

[28]萨特. 词语[M]. 潘培庆，译. 北京：三联书店，1989.

[29]明廷雄：诺贝尔奖不是福[J]. 世界博览，2003(5).

[30]张田勘. 科学的沼泽[M]. 北京：民主与建设出版社，1998.

[31]Klug, Aaron. Rosalind Franklin and the Discovery of the Structure of DNA[J]. Nature, 1968, 219: 808 - 813.

[32]Perutz, Max. Letter to the Editor[J]. Science, 1969, 164: 1537 - 1539.

[33]Watson, James. Letter to the Editor (in response to Perutz) [J]. Science, 1969, 164: 1539.

[34]Klug, Aaron. Rosalind Franklin and the Double Helix[J]. Nature, 1974, 248.

[35]被拍卖诺贝尔奖章物归原主[N]. 北京晚报，2014-12-12.

[36]Richard J. Roberts. Ten Simple Rules to Win a Nobel Prize[J]. PLoS Comput Biol, 2015, 11(4).

[37]日本诺奖“井喷”背后国家制订宏伟夺奖计划[N]. 环球时报，2014-10-16.

[38]郭爱婷. 诺贝尔奖评委访华涉嫌“受贿”受调查[N]. 青年参考，2008-12-23.

[39]The Nobel Prize in Physiology or Medicine 2008[EB/OL]. http://nobelprize.org/nobel_prizes/medicine/laureates/2008/press.html.

[40]Luc Montagnier. Isolation of a T-Lymphotropic Retrovirus from a Patient at Risk for AIDS[J]. Science, 1983, 220.

[41]Gallo RC, Salahuddin SZ, Popovic M, et al. Frequent detection and isolation of cytopathicretroviruses (HTLV-III) from patients with AIDS and at risk for AIDS[J]. Science, 1984, 224: 500-503.

[42]Stanley B. Prusiner: Discovering the Cause of AIDS[J]. Science,2002, 298-1726

[43]芬兰前总统阿赫蒂萨里获诺贝尔和平奖引发争议[EB/OL]. [2008-10-10].http://news.sina.com.cn/w/2008-10-10/234316432698.shtml.

[44]俄报为本国科学家无缘诺贝尔化学奖鸣不平[EB/OL]. [2008-10-11]. http://news.china.com/zh_cn/news100/11038989/20081011/15130393.html.

[45]Michael Kahn. Dark matter and nanotech may vie for Nobel prizes[N]. Reuters, 2008-10-03.

[46]Obama outlines science spending boost: Nobel laureates endorse Democratic candidate and his plans for science[J]. Nature, 2008.

[47]US election: Questioning the candidates[J]. Nature,2008,455(7212): 446-449.

[48]The Nobel Prize in Physiology or Medicine 2009[EB/OL]. 2009-10-05.http://nobelprize.org/nobel_prizes/medicine/laureates/2009/press.html

[49]Szostak JW, Blackburn EH. Cloning yeast telomeres on linear plasmid vectors[J]. Cell, 1982, 29: 245-255.

[50]Greider CW, Blackburn EH. Identification of a specific telomere terminal transferase activity in Tetrahymena extracts[J]. Cell, 1985, 43: 405-413.

[51]Greider CW, Blackburn EH. A telomeric sequence in the RNA of Tetrahymena telomerase required for telomere repeat synthesis[J]. Nature, 1989, 337: 331-337.

[52]专家学者联名呼吁诺贝尔奖改革[EB/OL]. 2009-10-03. http://news.sina.com.cn/w/2009-10-03/132218775915.shtml.

[53]The Nobel Prize in Physiology or Medicine 2010 was awarded to Robert G. Edwards "for the development of in vitro fertilization"[EB/OL]. http://nobelprize.org/nobel_prizes/medicine/laureates/2010/

[54]Tom Heneghan,IVF discovery opened Pandora's box of ethical issues[EB/OL]. http://news.yahoo.com/s/nm/20101004/sc_nm/us_nobel_medicine_ethics

[55]全球试管婴儿数量增长迅速[EB/OL]. 2013-10-16. http://news.xinhuanet.com/tech/2013-10/16/c_117739879.htm

[56]Reija Klemetti, et al. Health of Children Born as a Result of In Vitro Fertilization[J]. Pediatrics, 2006, 118(5): 1819-1827.

[57]J.Reefhuis, et al. Assisted reproductive technology and major structural birth defects in the United States[J]. Human Reproduction, 2009, 24 (2): 360-366.

[58]Sutcliffe M.D. , et al. Cancer Risk among Children Born after Assisted Conception[J]. N Engl J Med, 2013, 369: 1819-1827.

[59]Sven Sandin, et al. Autism and Mental Retardation Among Offspring Born After In Vitro Fertilization[J]. JAMA, 2013, 310(1).

[60]Klaus Reinhardt, et al. Mitochondrial Replacement, Evolution and the Clinic[J]. Science, 2013, 341(6152): 1345-1346.

[61]Helen Pearson. Unpicking the problems of infertility may help guide treatment[J]. Nature, 443, 7114: 883-1030.

[62] The Nobel Prize in Physiology or Medicine 2011[EB/OL]. http://www.nobelprize.org/nobel_prizes/medicine/laureates/2011.

[63]Jennifer Couzin-Frankel. New Nobelist Used His Discovery to Battle His Cancer[J]. Science, 2011.

[64]Martin Enserink, Sara Reardon. UPDATED: Pioneering Immunology Trio, Including One Who Died Days Ago, Shares Medicine Nobel[J]. Science, 2011.

[65]Steinman R.M., Cohn Z.A. Identification of a novel cell type in peripheral lymphoid organs of mice[J]. J. Exp. Med, 1973, 137: 1142 - 1162.

[66]Jules A Hoffmann1, et al. The Dorsoventral Regulatory Gene Cassette sp?tzle/Toll/cactus Controls the Potent Antifungal Response in Drosophila Adults[J]. Cell, 1996, 86, 6: 973-983.

[67]Bruce Beutler, et al. Defective LPS Signaling in C3H/HeJ and C57BL/10ScCr Mice: Mutations in Tlr4 Gene[J]. Science,1998, 282, 5396: 2085-2088.

[68]Vogel. Fly Development Genes Lead to Immune Find[J]. Science, 1998: 1942-1944.

[69]Ingrid Wickelgren. Targeting the Tolls[J]. Science, 2006, 312(5771): 184-187.

[70]The Nobel Prize in Physiology or Medicine 2012[EB/OL]. http://www.nobelprize.org/nobel_prizes/medicine/laureates/2012.

[71]Osahiko Tsujia, et al. Therapeutic potential of appropriately evaluated safe-induced pluripotent stem cells for spinal cord injury[J]. PNAS, 2010, 107(28): 12704-12709.

[72]Kazutoshi Takahashi, Shinya Yamanaka, et al.Induction of Pluripotent Stem Cells from Adult Human Fibroblasts by Defined Factors[J]. Cell, 2007.

[73]Junying Yu, James A. Thomson, et al. Induced Pluripotent Stem Cell Lines Derived from Human Somatic Cells[J]. Science, 2007.

[74]Osahiko Tsujia, et al. Therapeutic potential of appropriately evaluated safe-induced pluripotent stem cells for spinal cord injury[J]. PNAS, 2010, 107(28): 12704-12709

[75]Masato Nakagawa, Nanako Takizawa, et al. Promotion of direct reprogramming by transformation-deficient Myc[J]. PANS, 2010, 107 (32).

[76]Ian Sample. Who really made Dolly? Tale of British triumph descends into scientists'[N].The Guardian, 2006-03-11.http://www.guardian.co.uk/science/2006/mar/11/genetics.highereducation1

[77]Auslan Cramb. I didn't clone Dolly the sheep, says prof[N]. The Telegraph, 2006-03-08. http://www.telegraph.co.uk/news/uknews/1512377

[78]The 2013 Nobel Prize in Physiology or Medicine - Press Release. [2013-10-07]. http://www.nobelprize.org/nobel_prizes/medicine/laureates/2013/press.html.

[79]Chris A. Kaiser, Randy Schekman. Distinct sets of SEC genes govern transport vesicle formation and fusion early in the secretory pathway[J]. Cell, 1990, 61, 4: 723-733.

[80]Novick P. Schekman R: Secretion and cell-surface growth are blocked in a temperature-sensitive mutant of Saccharomyces cerevisiae[J]. Proc Natl Acad Sci USA, 1979, 76: 1858-1862.

[81]Balch WE, Dunphy WG, Braell WA. Rothman JE: Reconstitution of the transport of protein between successive compartments of the Golgi measured by the coupled incorporation of N-acetylglucosamine[J]. Cell, 1984, 39: 405-416.

[82]Perin MS, Fried VA, Mignery GA, Jahn R. S ü dhof TC: Phospholipid binding by a synaptic vesicle protein homologous to the regulatory region of protein kinase C[J]. Nature, 1990, 345: 260-263.

[83]南京工大校长：十年后国人获诺奖将成家常便饭[N].现代快报，2013-09-30. http://news.sciencenet.cn/htmlnews/2013/9/283290.shtm

[84]The Nobel Prize in Physiology or Medicine 2014[EB/OL]. [2014-10-06]. http://www.nobelprize.org/nobel_prizes/medicine/laureates/2014/press.html

[85]O'Keefe J., and Dostrovsky J. The hippocampus as a spatial map. Preliminary evidence from unit activity in the freely - moving rat[J]. Brain Research, 1971, 34: 171-175.

[86]O′ Keefe J. Place units in the hippocampus of the freely moving rat[J]. Experimental Neurology, 1976, 51: 78-109.

[87]Fyhn M., Molden S., Witter M.P., et al. Spatial representation in the entorhinal cortex[J]. Science, 2004, 305: 1258-1264.

[88]Hafting T., Fyhn M., Molden S., et al. Microstructure of spatial map in the entorhinal cortex[J]. Nature, 2005, 436: 801-806.

[89]Sargolini F., Moser M.B., Moser E.I, et al. Conjunctive representation of position, direction, and velocity in the entorhinal cortex[J]. Science, 2006, 312: 758-762.

[90]JS Taube, RU Muller, JB Ranck Jr. "Head-direction cells recorded from the postsubiculum in freely moving rats. I. Description and quantitative analysis."[J]. J. Neurosci, 1990, 10(2): 420 - 435.

[91]诺贝尔和平奖委员会主席被撤 系114年来首次[N]. 现代快报，2015-03-05. http://news.sina.com.cn/w/2015-03-05/031931568971.shtml

[92] "民间对日索赔第一人" 获诺贝尔和平奖提名[N]. 中国青年报，2015-03-28. http://news.sohu.com/20150328/n410446643.shtml

图书在版编目（CIP）数据

诺贝尔生理学或医学奖与人类文化. 第二辑，让生命重活一次 / 宋立新，张田勘著.
— 北京：中国科学技术出版社，2016.1

ISBN 978-7-5046-7028-1

Ⅰ.①诺… Ⅱ.①宋… ②张… Ⅲ.①诺贝尔生理学或医学奖 – 介绍 Ⅳ.①R33

中国版本图书馆CIP数据核字(2015)第280545号

策划编辑　杨虚杰
责任编辑　王卫英　张 宇　汪晓雅
装帧设计　林海波
责任校对　何士如
责任印制　徐　飞

出　　版　中国科学技术出版社
发　　行　科学普及出版社发行部
地　　址　北京市海淀区中关村南大街16号
邮　　编　100081
发行电话　010-62103130
传　　真　010-62179148
投稿电话　010-62103136
网　　址　http://www.cspbooks.com.cn

开　　本　720mm × 1000mm　1/16
字　　数　290千字
印　　张　25
版　　次　2016年1月第1版
印　　次　2016年1月第1次印刷
印　　刷　北京科信印刷有限公司

书　　号　ISBN 978-7-5046-7028-1/R・1868
定　　价　68.00元（全两辑）